中医入门捷径

中医经典必背轻松记

王洪武 编著
张涛 张孟翔 张艳 张喆 徐丽 协编

人民卫生出版社

图书在版编目（CIP）数据

中医经典必背轻松记 / 王洪武编著. —北京：人民卫生出版社，2019

（中医入门捷径）

ISBN 978－7－117－28082－2

Ⅰ. ①中… Ⅱ. ①王… Ⅲ. ①中医典籍 Ⅳ. ① R2–5

中国版本图书馆 CIP 数据核字（2019）第 026392 号

中医入门捷径
中医经典必背轻松记

编　　著：王洪武
出版发行：人民卫生出版社（中继线 010-59780011）
地　　址：北京市朝阳区潘家园南里 19 号
邮　　编：100021
E - mail：pmph @ pmph.com
购书热线：010-59787592　010-59787584　010-65264830
印　　刷：三河市潮河印业有限公司
经　　销：新华书店
开　　本：787 × 1092　1/32　　印张：11
字　　数：190 千字
版　　次：2019 年 3 月第 1 版　2019 年 3 月第 1 版第 1 次印刷
标准书号：ISBN 978-7-117-28082-2
定　　价：42.00 元

内容提要

本书精释《黄帝内经》《伤寒论》《金匮要略》经典原文，以供读者诵读。原文中，下标波浪线者，为古医籍的经典语录，提示初学者需要在背诵、记忆的基础上重点理解，以待临床实践时深入理解。针对每一篇原文摘录，笔者均配有白话讲解，方便读者理解古文整体含义并帮助读者迅速记忆。本书可供中医院校学生参考使用，亦可作为广大中医爱好者学习中医时的辅助阅读资料。

前言

秦伯未先生早年为初学中医者编写了一部《中医入门》，使读者在阅读后对中医治病的基本精神和基本方法有一个初步的认识。刚步入中医之门时，大家都有一种疑惑：如何才能学好中医、用好中医呢？20 世纪 80 年代，在山东科学技术出版社出版的《名老中医之路》一书中，诸位中医大家的学习历程中均涉及《黄帝内经》《难经》《伤寒论》《金匮要略》等中医经典的学习、诵读。而在当代，“读经典，背经典，做临床”已是中医界公认的成才之路。可见，背诵是中医学习的重要基本功之一。

然而，面对浩瀚的中医典籍，学生有不胜记忆、无从下手的感觉。为了给中医学生、中医初学者探索一条中医学习的快速入门途径，笔者结合多年经典医籍的教学经验，精心编写了《中医经典必背轻松记》一书，以便中医初学者快速掌握基本的中医经典原文，了解中医理论，建立中医思维。

本书精选《黄帝内经》《伤寒论》《金匮

要略》中的部分经典原文及对临床具有较强指导意义的原文，以供读者诵读。原文中（以《素问》《灵枢》为主），下标波浪线者，为古医籍的经典语录，提示初学者需要在背诵记忆的基础上，重点理解，待以后临床实践时深入理解。本书所辑原文，《素问》部分据明·顾从德刻本，《灵枢》部分据明·赵府居敬堂刻本，《伤寒论》部分据中国台湾“故宫博物院”藏明·赵开美刻《仲景全书》，《金匮要略》部分据元·邓珍刻本。本书对每一篇原文摘录均配有白话讲解，方便初学者理解古文整体含义以帮助其迅速记忆。另，书中不再做过多的逐字注解，若需要详尽学习经典医文，可配合阅读相应的高等教育教材及历代注本。

本书可供中医院校学生学习中医经典时参考使用，亦可作为广大中医爱好者学习中医时的辅助阅读资料。欢迎各位中医同仁一同探讨中医入门之门径！

编者

目录

上篇 黄帝内经

中篇 伤寒论

下篇 金匮要略

上篇

黄帝内经

阴阳五行

阴阳有名而无形，是对事物或现象属性的概括。人与天地相应，因此自然界的阴阳与人体阴阳，其象相应。本节主要选取《素问·阴阳应象大论》的内容，该篇专论阴阳的基本概念和内容，并列举说明了阴阳五行理论在中医学中的应用。

《素问·阴阳应象大论》

阴阳者，天地之道也，万物之纲纪，变化之父母，生杀之本始，神明之府也。治病必求于本。

故积阳为天，积阴为地。阴静阳躁，阳生阴长，阳杀阴藏。阳化气，阴成形。寒极生热，热极生寒。

寒气生浊，热气生清。清气在下，则生飧泄；浊气在上，则生䐜胀。此阴阳反作，病之逆从也。

故清阳为天，浊阴为地。地气上为云，天气下为雨；雨出地气，云出天气。故清阳出上窍，浊阴出下窍；清阳发腠理，浊阴走五脏；清阳实四肢，浊阴归六腑。

【白话讲解】

阴阳是自然界的基本规律，一切事物的纲领，万物变化的源头，生长衰退的根本所在。凡医生治疾病，必须首先弄清阴阳这一根本问题。

拿自然界变化来比喻，蓝天是由清阳之气上升汇集而成的，大地是由浊阴之气下降凝聚而成的。阴气的特点是静而不动的，阳气的特点是变动而不居的。

阳气生发，阴气也随之生长；阳气减少，阴气也随之收藏。阳气能化生能量，阴气能构成形体。阴寒之气发展到极点时阳热之气就会产生，阳热之气发展到极点时阴寒之气就会产生。寒气凝滞能产生浊阴，热气升散能化生清阳。清阳之气如果滞留在下而不能升发，就会使人产生泄泻；浊阴之气如果滞留在上而不能下降，就会使人产生胸腹胀满。

这就是阴阳的运动反常变化，所以导致的疾病也各有特点。

蓝天是由清阳之气上升汇集而成的，大地是由浊阴之气下降凝聚而成的；地上的水气不断在天之阳气的蒸腾下，上升会聚而成为云，天上的云气凝聚下降就会成为雨；雨虽然是云所化，但云是地上的水气上升所化的，云虽然是由地之水气而成的，但接受了天气的蒸腾。阴阳的升降在人体的表现也是这样，饮食水谷所化生的清阳之气运行到最后是从人体的上窍而出的，所化生的浊阴之气运行到最后是从人体的下窍而出的；清阳之气的作用是发散腠理，浊阴之气的作用是充养五脏；清阳之气能够使四肢健壮有力，浊阴之气由六腑传化并能被排出体外。

阴味出下窍，阳气出上窍。味厚者为阴，薄为阴之阳。气厚者为阳，薄为阳之阴。味厚则泄，薄则通。气薄则发泄，厚则发热。壮火之气衰，少火之气壮。壮火食气，气食少火。壮火散气，少火生气。

【白话讲解】

就药物和食物的味而言，属于阴的，其性趋下，所以从下窍排泄出去；从药物和食物的气而言，属于阳的，其性向上，所以从上窍口鼻出入。药物和食物中，味偏重的属于纯阴，味偏淡的属于阴中之阳；气过盛的属于纯阳，气和调的属于阳中之阴。药物和食物的味如果偏重，有泻下大便的作用，如果偏淡，就有通利小便的作用。

药物和食物的气如果平和，就有使阳气外宣发汗的作用，如果过盛，就有产生发热的作用。过于辛温纯阳的药物能使人体正气衰弱，平和的药物能使人体正气旺盛。

辛温纯阳的药物能消蚀、耗散人体正气，平淡温和的药物能滋养、化生人体正气。

气味辛甘发散为阳，酸苦涌泄为阴。阴胜则阳病，阳胜则阴病。阳胜则热，阴胜则寒。重寒则热，重热则寒。

【白话讲解】

凡是气味辛甘有发散作用的药物，属阳；气味酸苦有涌吐、泄泻作用的药物，属阴。过用酸苦涌泻药（阴胜），则机体阳气损伤；过用辛甘发散药（阳胜），则机体阴精耗损。用辛甘药太过，就会产生热病；用酸苦药太过，就会产生寒病。重复（反复）用寒性药则生热性病（真寒假热）；反复（过度）用热性药则生寒性病（真热假寒）。

风胜则动，热胜则肿，燥胜则干，寒胜则浮，湿胜则濡泻。

天有四时五行，以生长收藏，以生寒暑燥湿风。人有五脏，化五气，以生喜怒悲忧恐。故喜怒伤气，寒暑伤形。暴怒伤阴，暴喜伤阳。厥气上行，满脉去形。喜怒不节，寒暑过度，生乃不固。

故重阴必阳，重阳必阴。故曰：冬伤于寒，春必温病；春伤于风，夏生飧泄；夏伤于暑，秋必痎疟；秋伤于湿，冬生咳嗽。

【白话讲解】

风邪太过，就会导致肢体产生震颤动摇或头晕目眩等症；热邪太过，肉腐血壅，就会发生肌肉红肿热痛；燥气太过，就会导致津液亏少，使肌体出现各种干燥的症状；寒气太过，会产生周身浮肿的病症；湿气太过，会发生泄泻，伴有排便不畅的病症。

大自然有春、夏、秋、冬四时的交替，有木、火、土、金、水五行的运转，因此，产生了寒、暑、燥、湿、风的气候变化，影响自然界的万物，形成了生、长、化、收、藏的规律。人有肝、心、脾、肺、肾五脏，五脏之气功能活动，产生了喜、怒、悲、忧、恐五种不同的情志活动。情志太过可损伤脏腑气机，六淫邪气外侵可损伤人之形体。突然大怒会损伤肝之阴气，突然大喜会损伤心之阳气。气逆上行，血随气逆充满经脉，则神气浮越，导致形神离体。所以不节制情绪变化，不调适六气过度（六淫）的变化，生命就不能牢固。

阴寒的季节感受寒凉邪气，会发生阳性的病症；阳热的季节感受阳热邪气，会发生阴性的病症。所以冬季受到寒气的伤害，春季就容易发生温病；春季受到风气的伤害，夏季就容易发生完谷不化的泄泻；夏季受到暑气的伤害，秋季就容易发生疟疾；秋季受到湿气的伤害，冬季就容易发生痰热咳嗽。

天地者，万物之上下也；阴阳者，血气之男女也；左右者，阴阳之道路也；水火者，阴阳之征兆也；阴阳者，万物之能始也。故曰：阴在内，阳之守也；阳在外，阴之使也。

【白话讲解】

万物都处在天地之间；阴阳如同血气中有男女之分；左右为阴阳运行不息的道路；水火可以代表阴阳的征象；阴阳的变化，是万物生长的原始动力。所以说，阴阳是相互为用的，阴在内，是因为有阳在外的镇守；阳在外，是因为有阴在内的役使。

法阴阳奈何？阳胜则身热，腠理闭，喘粗为之俯仰，汗不出而热，齿干以烦冤，腹满，死，能冬不能夏。阴胜则身寒，汗出，身常清，数栗而寒，寒则厥，厥则腹满，死，能夏不能冬。此阴阳更胜之变，病之形能也。

【白话讲解】

阴阳的法则是怎样运用于医学上的呢？

如阳气太过，身体就会发热，汗孔紧闭，

气息急促，呼吸气粗，身体也跟着前后俯仰，无汗发热，牙齿干燥，心烦憋闷，这时如见到腹部胀满，就是病情危重的表现，这属于阳性病，所以冬天尚能支持，夏天就不能耐受了。阴气盛则身体发冷而汗多，或身体常自觉寒冷而不时战栗发寒，甚至手足冰冷，这时如见到腹部胀满，就是病情危重的表现，这属于阴性病，所以夏天尚能支持，冬天就不能耐受了。这就是阴阳互相胜负变化所表现的病态。

调此二者奈何？能知七损八益，则二者可调，不知用此，则早衰之节也。年四十，而阴气自半也，起居衰矣。年五十，体重，耳目不聪明矣。年六十，阴痿，气大衰，九窍不利，下虚上实，涕泣俱出矣。

【白话讲解】

调摄阴阳的办法是怎样的？

如果懂得了七损八益的养生之道，则人身体的阴阳就可以调摄，如果不懂得这些道理，就会发生早衰现象。早衰的表现是，年龄到四十岁时，肾气已经衰减一半了，其起居动作，亦渐渐衰退；五十岁时，身体觉得沉重，耳目也不聪明了；六十岁时，出现阳痿，肾气不足，九窍不通利等下虚上实的现象，会常常流眼泪和鼻涕。

故善用针者，从阴引阳，从阳引阴，以右治左，以左治右，以我知彼，以表知里，以观过与不及之理，见微得过，用之不殆。

【白话讲解】

善于运用针刺治疗的，病生在阳，可以从阴来引导阳分之邪，病在阴，从阳而引阴分之邪；取右边以治疗左边的病，取左边以治疗右边的病。

在针刺治疗中，医生通过针下的感觉可以了解病人的身体情况。通过观察病人的外在表现，医生可以了解病人的内部状态，并且判断太过或不及。看到由针刺治疗不当引起病人身体的细微反应时，医生能够及时发现针刺操作上的过失。用这些原则进行治疗，就不会使病情发展到危险的地步了。

善诊者，察色按脉，先别阴阳。审清浊，而知部分；视喘息，听音声，而知所苦；观权衡规矩，而知病所主。按尺寸，观浮沉滑涩，而知病所生。以治无过，以诊则不失矣。

【白话讲解】

所以善于诊疗的医生，通过诊察病人的面色和脉象，先辨别疾病的阴阳属性；观察面部色泽的明润光泽或晦暗滞浊，来判断病位；听病人的呼吸及语言、发声，来了解患者的痛苦；

再通过脉象与四时的应时脉象是否相符、面色与四时主色是否一致，来分析病属何脏腑；通过诊察肌肤润泽、枯涩与否和寸口脉的浮、沉、滑、涩，来了解疾病所产生的原因。这样在诊断上就不会有差错，治疗也就没有过失了。

藏象

《黄帝内经》藏象学说不仅从“象”来概况“藏”的本质，而且从人与自然的相互关联中把握人体的生命规律。“藏气法时”体现了藏象理论的基本特点。

本节讨论了五脏、六腑、奇恒之腑的生理功能特点，相互之间及其与其他组织器官之间的关系，还从“天人相应”的角度，论述了脏腑生理、病理与外界环境和四时阴阳变化之间的联系。主要选取了《素问·灵兰秘典论》《素问·六节藏象论》《素问·五脏别论》《素问·经脉别论》等篇的内容。

《素问·灵兰秘典论》

愿闻十二脏之相使，贵贱何如？

心者，君主之官也，神明出焉。肺者，相傅之官，治节出焉。肝者，将军之官，谋虑出焉。胆者，中正之官，决断出焉。膻中者，臣使之官，喜乐出焉。脾胃者，仓廪之官，五味出焉。大肠者，传道之官，变化出焉。小肠者，受盛之官，化物出焉。肾者，作强之官，伎巧出焉。三焦者，决渎之官，水道出焉。膀胱者，州都之官，津液藏焉，气化则能出矣。

凡此十二官者，不得相失也。故主明则下安，以此养生则寿，殁世不殆，以为天下则大昌。主不明则十二官危，使道闭塞而不通，形乃大伤，以此养生则殃，以为天下者，其宗大危，戒之戒之！

【白话讲解】

想听一下人体六脏六腑十二个器官的责任分工、高低贵贱是怎样的，可以吗？

心对于人体来说，如同国家的君主，主宰人的精神意识、思维活动；肺对于人体来说，是相傅之官，犹如辅佐君主的丞相，协助心运行全身的气血，保证功能的正常发挥；肝对于人体来说，犹如调兵遣将的统帅，称为将军之官，主管人的思考谋划；胆对于人体来说，犹如考察评判人的中正之官，主管人的决断力；膻中（心包络）维护着心而接受其命令，犹如君主（心）的近臣，心志的喜乐，靠它传布出来；脾和胃对于人体来说，犹如国家粮库的官员，使饮食得以消化、吸收和运输；大肠对于人体来说，犹如转运物资的官员，它能传送食物的糟粕，使其变化为粪便排出体外；小肠对于人体来说，犹如负责接收贡品的官员，它承受胃中下行的食物而进一步将其中的精微物质和糟粕分化开来；肾对于人体来说，犹如负责建设、建造的官员，它能够使人体发挥强力并产生各种智能技巧；三焦对于人体来说，犹如负责水利的官员，它能够主管通行全身的水道；膀胱在人体内部是汇聚水液的器官，通过阳气的运化，一部分滋润全身，一部分形成尿液排出体外。

这十二个器官，虽有分工，但其作用应该协调而不能相互脱节。君主如果明智顺达，则下属也会安定正常，用这样的道理来养生，人就可以健康长寿，终生不会发生疾患；用同样的道理来治理天下，国家就会昌盛繁荣。君主如果不明智顺达，包括心本身在内的十二个脏腑都会发生危险，各脏腑联系的通道也会闭塞不通，身体就会受到严重伤害。精神意志已乱再来谈养生续命是不可能的，只会招致灾祸，缩短寿命。就如同君主昏聩不明，以此治理天下，那政权就十分危险了。千万要警惕再警惕呀！

《素问·六节藏象论》

藏象何如？

心者，生之本，神之变也，其华在面，其

充在血脉，为阳中之太阳，通于夏气。肺者，气之本，魄之处也，其华在毛，其充在皮，为阳中之太阴，通于秋气。肾者，主蛰，封藏之本，精之处也，其华在发，其充在骨，为阴中之少阴，通于冬气。肝者，罢极之本，魂之居也，其华在爪，其充在筋，以生血气，其味酸，其色苍，此为阳中之少阳，通于春气。脾、胃、大肠、小肠、三焦、膀胱者，仓廪之本，营之居也，名曰器，能化糟粕，转味而入出者也，其华在唇四白，其充在肌，其味甘，其色黄，此至阴之类，通于土气。凡十一脏取决于胆也。

【白话讲解】

藏象是怎样的呢?

心是生命的根本，是精神意志所在之处，它的荣华表现于面部，其充养在血脉，为阳中的太阳，与夏气相通。肺是气的根本，是魄所居之处，其荣华表现在毫毛，其充养在皮肤，是阳中的太阴，与秋气相通。肾主蛰伏，是封藏精气的根本，是精所居之处，其荣华表现在头发，其充养在骨，为阴中的少阴，与冬气相通。肝是劳倦疲极的根本，是魂所居之处，其荣华表现在爪甲，其充养在筋，可以生养血气，在味为酸，其色属青，为阳中的少阳，与春气相通。脾、胃、大肠、小肠、三焦、膀胱，是水谷受纳、运化的根本，为营气所居之处，因其功能像盛贮食物的器皿，故称为器，它们能吸收水谷精微，化生为糟粕，对饮食五味进行传化、吸收和排泄，其荣华在口唇四旁的白肉，其充养在肌肉，在味为甘，其色属黄，属于至阴之类，与土气相通。以上脏腑功能的发挥，都取决于胆气的升发。

《素问·五脏别论》

脑、髓、骨、脉、胆、女子胞，此六者，地气之所生也，皆藏于阴而象于地，故藏而不泻，名曰奇恒之府。夫胃、大肠、小肠、三焦、膀胱，此五者，天气之所生也，其气象天，故泻而不藏，此受五脏浊气，名曰传化之腑，此不能久留，输泻者也。魄门亦为五脏使，水谷不得久藏。

【白话讲解】

脑、髓、骨、脉、胆、女子胞，这六腑是禀承地气而生的，都能贮藏阴精，就像大地包藏万物一样，所以它们的作用是藏精气而不传泻水谷，叫奇恒之腑。胃、大肠、小肠、三焦、膀胱，这五腑是禀承天气所生的，就像天一样的健运周转，所以它们的作用是传泻水谷而不贮藏精气，并能受纳五脏的浊气，称为传化之腑。浊气不能久停其间，必须及时转输和排泄。此外，肛门的排便也受五脏功能的支配。

所谓五脏者，藏精气而不泻也，故满而不能实。六腑者，传化物而不藏，故实而不能满也。所以然者，水谷入口，则胃实而肠虚；食下，则肠实而胃虚。故曰：实而不满，满而不实也。

【白话讲解】

所谓五脏，它的功能是贮藏精气而不输泻水谷，所以它必须经常地保持精气饱满，而不能被水谷塞实。六腑的功能是将水谷加以传化，而不是贮藏精气，所以它有时显得充实，但却不能永远保持盛满。我们可以看到水谷入口下行，胃充实了，但肠中是空虚的；食物再下行，肠充实了，而胃中就空虚了，这样依次传递。所以说，六腑可以被饮食物充实，但不能持续的盛满，五脏则是保持精气的盛满，而不是饮食物的充实。

《素问·经脉别论》

食气入胃，散精于肝，淫气于筋。食气入胃，浊气归心，淫精于脉。脉气流经，经气归于肺，肺朝百脉，输精于皮毛。毛脉合精，行气于府。府精神明，留于四脏，气归于权衡。权衡以平，气口成寸，以决死生。

饮入于胃，游溢精气，上输于脾，脾气散精，上归于肺，通调水道，下输膀胱。水精四布，五经并行，合于四时五脏阴阳，揆度以为常也。

【白话讲解】

谷食经过脾胃的运化，其所化生的一部分精微之气输散到肝，再由肝将此精微之气滋养于筋。另一部分精微之气，注入于心，再由心将此精气滋养于血脉。血气流行在经脉之中，到达肺，肺又将血气输送到全身百脉中去，把精气输送到皮毛。周身细小的脉络都接受精气的滋养，精气运行于血脉之中，脉中精微之气，通过不断变化，周流于四脏。这些正常的生理活动，都要取决于气血阴阳的平衡。这种气血阴阳的平衡，会表现在气口的脉搏变化上，而通过气口的脉搏可以判断疾病是否能够治疗。

水液经过胃肠的消化吸收，先上行输送到脾，经脾对精微的布散转输，向上输布到肺，肺气运行，通调水道，将津液布散全身，同时，又可将浊液借三焦之道向下输布于膀胱。如此则水精外而布散于皮毛，内而灌输于五脏之经脉，并能对四时寒暑的更替和五脏阴阳的变化做出适当的调节，这就是经脉的正常生理现象。

血气精神

血气精神是构成人体的基本物质，《灵枢·本脏》说："人之血气精神者，所以奉生而周于性命者也。"气血是维持人体生命活动最基本的物质。精源于先天，赖后天不断滋养。神是人体生命活动的外在体现，反映了脏腑精气的盛衰。血气精神功能正常与否，与人体健康密切相关。因此，调养血气精神也是养生保健的重要内容。本节主要论述神的概念及其分类，精气津液血脉的生成、运行和功能。主要选取《灵枢·本神》《灵枢·营卫生会》《灵枢·决气》等篇内容。

《灵枢·本神》

凡刺之法，先必本于神。血、脉、营、气、精、神，此五脏之所藏也。至其淫泆，离脏则精失，魂魄飞扬，志意恍乱，智虑去身者，何

因而然乎？天之罪与？人之过乎？何谓德、气、生、精、神、魂、魄、心、意、志、思、智、虑？

天之在我者德也，地之在我者气也，德流气薄而生者也。故生之来谓之精，两精相搏谓之神，随神往来者谓之魂，并精而出入者谓之魄，所以任物者谓之心，心有所忆谓之意，意之所存谓之志，因志而存变谓之思，因思而远慕谓之虑，因虑而处物谓之智。

【白话讲解】

针刺的原则大多首先以病人神气的盛衰为依据，因为血、脉、营、气、精、神都是五脏所主管的，如果七情过度，五脏精气散失不藏，就会导致精神失常，从而出现魂魄飞扬，意志烦乱，失去智慧和思考能力的表现，这是什么原因，是自然的惩罚还是人体自身的过失呢？什么叫德、气、生、精、神、魂、魄、心、意、志、思、智、虑？

天所赋予我们的是德，地所赋予我们的是气，天德地气阴阳交合而后才会使生命产生。化生生命的原始物质叫精，阴阳两精相互搏结所产生的生命活动叫神，随着神往来活动而出现的知觉叫魂，与精同时出入的叫魄，担负支配事物功能的叫心，心中有意念而准备去做的叫意，意的长久存在叫志，为实现志向而反复研究事物变化的叫思，在思考的基础上估计未来的变化叫虑，因思虑而能相应处理事物的叫智。

故智者之养生也，必顺四时而适寒暑，和喜怒而安居处，节阴阳而调刚柔。如是则僻邪不至，长生久视。

【白话讲解】

所以明智人的养生之道，是根据四时的气候来适应寒暖的变化，调节喜怒，按时安排起居，调节阴阳，调和柔刚的，这样就不会受到内外邪的侵袭，因而不易衰老，能健康长寿。

肝藏血，血舍魂，肝气虚则恐，实则怒。脾藏营，营舍意，脾气虚则四肢不用，五脏不安，实则腹胀，经溲不利。心藏脉，脉舍神，心气虚则悲，实则笑不休。肺藏气，气舍魄，肺气虚则鼻塞不利，少气，实则喘喝胸盈仰息。肾藏精，精舍志，肾气虚则厥，实则胀，五脏不安。必审五脏之病形，以知其气之虚实，谨而调之也。

【白话讲解】

肝有贮藏血液和调节血量的功能，精神活动中的魂是寄附于血液中的，肝气虚，肝血不足，魂没有依附的地方，就会产生失魂落魄的恐惧状态，肝气盛就容易发怒。脾有化生和贮藏营气的功能，精神活动中的意念就是寄附于营气中的，脾气虚不能将营养精微物质输送分布到四肢，就会使手脚运动不灵活，同时五脏不能调和，脾气实，就会导致气机壅滞，腹部胀满，从而出现月经不调、大小便不利等症状。心是主一身血脉运行的，代表一切思维活动意识的神就是寄附在血脉之中的，心气虚弱，就会产生悲伤的情绪，心气盛就会狂笑不止。肺主人体一身之气，精神活动中的魄是居于肺气之中的，肺开窍于鼻，肺气虚容易导致外邪从口、鼻侵袭进入人体，引起鼻塞、呼吸不畅、少气等症状；肺气盛实，气机壅滞到胸膈，就会出现胸部胀满、气促呼吸声重的喘咳、仰面呼吸不能平卧的症状。肾贮藏五脏六腑的精气，人的意志是寄居于精气之中的，肾气虚，元气虚弱就会出现手脚厥冷；肾的病邪有余，水液循环发生障碍，就会出现少腹胀等症状，五脏也不调和。综上所述，五脏的功能不调和，就会引发一系列精神、思维活动异常及其他各种病变，所以治疗时必须诊察五脏的疾病表现，以了解脏气的虚实，有针对性地加以调治，才能获得好的疗效。

《灵枢·营卫生会》

人受气于谷，谷入于胃，以传与肺，五脏六腑，皆以受气，其清者为营，浊者为卫，营

在脉中，卫在脉外，营周不休，五十而复大会，阴阳相贯，如环无端。卫气行于阴二十五度，行于阳二十五度，分为昼夜，故气至阳而起，至阴而止。故曰：日中而阳陇为重阳，夜半而阴陇为重阴。故太阴主内，太阳主外，各行二十五度，分为昼夜。

【白话讲解】

人体的精气是由饮食水谷所化生的，水谷入于胃中，经过消化吸收，成为精微而传注到肺，从而使五脏六腑都得到营养物质的供应。其中精纯柔和的部分称为营气，慓悍滑利的部分称为卫气。营气行于脉中，卫气行于脉外，两者都周流而不休止，一日一夜，各自循行于全身五十周次，至夜半于内脏相汇合。沿着十二经脉的阴阳表里依次循行，相互贯通，如圆环一样无边端。卫气夜行于阴经二十五周次，昼行于阳经也是二十五周次，这是以白天和黑夜划分的。卫气白天行于阳经则人醒，夜行于阴经则人安卧。所以卫气行于阳经，在白天中午阳气最旺盛的时候，称为重阳；夜半行于阴，是阴气最盛的时候，称为重阴。营气行于脉中，起始于手太阴肺经而又终于手太阴肺经，所以太阴主内。卫气行于脉外，起于足太阳膀胱经而又终于足太阳膀胱经，所以太阳主外。总之，营气和卫气在全身各运行二十五周次，白天是这样，夜间也是这样。

夜半为阴陇，夜半后而为阴衰，平旦阴尽而阳受气矣。日中为阳陇，日西而阳衰，日入阳尽而阴受气矣。夜半而大会，万民皆卧，命曰合阴，平旦阴尽而阳受气，如是无已，与天地同纪。

【白话讲解】

夜半是阴气最盛的时候，夜半以后阴气渐衰，到黎明时候阴气衰尽而阳分开始接受卫气；中午是阳气最盛的时候，日渐西行则阳气渐衰，日落则阳气衰尽而卫气入于阴分。这样昼夜循环不止，到了夜半卫气和营气总会合于内脏，这时人们都已入睡，是阴气最盛的时候，所以叫合阴。到了早晨太阳升起的时候，卫气在阴经的循行结束，阳分开始受气，营卫运行就这样无休止的，像天地日月的运转一样，是有它一定的规律的。

老人之不夜瞑者，何气使然？少壮之人不昼瞑者，何气使然？

壮者之气血盛，其肌肉滑，气道通，荣卫之行，不失其常，故昼精而夜瞑。老者之气血衰，其肌肉枯，气道涩，五脏之气相搏，其营气衰少而卫气内伐，故昼不精，夜不瞑。

【白话讲解】

老年人在夜间不能熟睡，是什么原因造成的呢？青壮年人在白天不能熟睡，又是什么原因呢？

岐伯回答说：青壮年的气血充盛，肌肉紧实，脉道通畅，营卫之气运行正常，所以他在白天精神饱满，夜间也能熟睡；老年人气血衰弱，肌肉萎缩干枯，脉道滞涩，五脏的功能不能正常运转，由于营气衰少，难以供养全身，卫气缺乏，营卫运行失常，所以白天精神不足，夜间也不能熟睡。

营卫者，精气也，血者，神气也，故血之与气，异名同类焉。故夺血者无汗，夺汗者无血，故人生有两死，而无两生。

【白话讲解】

营气和卫气的来源都是水谷化生的精气，血液也是水谷精微化生而成的，从而产生了神气，所以血和气，名称虽异，其来源却同属一类。因此，血液耗伤过度的人，不可再发汗；汗液耗伤过度的人，不可再耗血。血汗同源，今既过度耗伤其血，又过度耗伤其汗，导致生化之源耗竭，人就会死，所以人在血和汗两方面同时耗竭的时候可以致命；若血和汗过度耗伤一方，这样生化之源没有耗竭，还有生存的可能，所以说无两生。

上焦如雾，中焦如沤，下焦如渎。

【白话讲解】

上焦心肺具有宣发布散水谷精气的功能，如同雾露弥漫灌溉全身；中焦脾胃具有腐熟水谷，吸收水谷精微的功能，就像沤渍食物，使之发生变化；下焦肾和膀胱、大肠具有排泄水液和糟粕的功能，如同沟渠流行畅通。

《灵枢·决气》

两神相搏，合而成形，常先身生，是谓精。上焦开发，宣五谷味，熏肤、充身、泽毛，若雾露之溉，是谓气。腠理发泄，汗出溱溱，是谓津。谷入气满，淖泽注于骨，骨属屈伸，泄泽补益脑髓，皮肤润泽，是谓液。中焦受气取汁，变化而赤，是谓血。壅遏营气，令无所避，是谓脉。

【白话讲解】

男女交合，便会孕育成新的形体，构成新形体之前的这种原始物质，就叫精。上焦把水谷精微布散到全身，温煦皮肤，充养身体，润泽毛发，像雾露灌溉草木的物质叫气。腠理发散宣泄所出的汗叫津。水谷入胃，化生的精微之气充满全身，浓稠滑腻的部分渗注到骨，使骨骼关节屈伸滑利；注入于脑，补益脑髓，并能使皮肤润泽的叫液。中焦接受水谷，取其精微变化为红色的液体，就是血。约束营气，使它按照一定的轨道运行，不能外溢的叫脉。

百病始生

百病，多种疾病；始生，发生、产生之义。本节主要讨论疾病发生、发展变化的机理，包括病因、发病、病机和传变等。主要选取《灵枢·百病始生》《素问·生气通天论》《素问·举痛论》《素问·宣明五气》《素问·通评虚实论》《素问·至真要大论》等篇内容。

《灵枢·百病始生》

夫百病之始生也，皆生于风雨寒暑，清湿喜怒。喜怒不节则伤脏，风雨则伤上，清湿则伤下。三部之气，所伤异类，愿闻其会。

三部之气各不同，或起于阴，或起于阳，请言其方。喜怒不节则伤脏，脏伤则病起于阴也；清湿袭虚，则病起于下；风雨袭虚，则病起于上，是谓三部，至于其淫泆，不可胜数。

【白话讲解】

许多疾病的发生都和风、雨、寒、暑，地之寒湿之气等外邪侵袭和喜怒等情志内伤有关。若喜怒等情志不加以节制就会伤及内脏，风雨之邪伤于人体的上部，寒湿之邪伤于人体的下部。不同的邪气伤人的部位不同，我想知道其中的道理。

风雨、清湿、喜怒三种邪气的性质不同，或侵犯人体的阴分，或先发生于阳分，请让我讲一下大概的情况。情志不节，容易伤及人体内脏，五脏位于内，居于阴，故病起于阴。居处环境阴冷潮湿，邪气由地而起，所以寒湿邪气乘虚侵犯人体，病多发于下部。风雨寒暑为天之邪气，由上而降，故乘虚侵袭人体，病多发于上部。这是疾病开始发生的一般规律。至于它向里发展传变，规律就比较复杂难以计数了。

风雨寒热，不得虚，邪不能独伤人。卒然逢疾风暴雨而不病者，盖无虚，故邪不能独伤人。此必因虚邪之风，与其身形，两虚相得，乃客其形。两实相逢，众人肉坚。其中于虚邪也，因于天时，与其身形，参以虚实，大病乃成。

【白话讲解】

风、雨、寒、暑这些邪气侵袭人体，遇到

正气不虚的情况，也不会使人生病。即使突然遭到邪气的侵袭，如果正气不虚也不能发病。所以说，邪气不能单独伤人，要正气虚弱和邪气侵袭两个因素同时发生，才能发病。如果身体壮实，四时气候正常，大多数人肌肉坚实而不发生疾病。所以疾病的发生，与自然界气候变化及身体虚实情况有关，若正虚邪实，就会发生比较严重的疾病。

其生于阴者，奈何?

忧思伤心；重寒伤肺；忿怒伤肝；醉以入房，汗出当风伤脾；用力过度，若入房汗出浴，则伤肾；此内外三部之所生病者也。

察其所痛，以知其应，有余不足，当补则补，当泻则泻，毋逆天时，是谓至治。

【白话讲解】

疾病发生在内脏的情况是怎样的呢？忧、思一类的情志多容易伤及心；感受寒邪加之贪饮寒凉多容易伤到肺；大怒易伤肝；酒醉后行房，出汗以后感受风邪容易伤脾；劳作时用力过度，行房后汗出立即沐浴都容易伤肾。这就是人体上下内外三部发病的情况。

观察疾病发生的部位及表现的症状，来推断相应的脏腑病变。查明原因，来相应地采取治疗。同时还要注意到正邪关系，邪气有余就用泻法，正气不足就用补法。还要考虑到天人相应的问题，因时制宜。

《素问·生气通天论》

夫自古通天者，生之本，本于阴阳。

天地之间，六合之内，其气九州、九窍、五脏、十二节，皆通乎天气。其生五，其气三，数犯此者，则邪气伤人，此寿命之本也。苍天之气清净，则志意治，顺之则阳气固，虽有贼邪，弗能害也，此因时之序。故圣人传精神，服天气，而通神明。失之则内闭九窍，外壅肌肉，卫气散解，此谓自伤，气之削也。

【白话讲解】

自古以来，生命的根本与自然环境有着息息相通的关系，因此这个根本在于天之阴阳。

天地之间，六合之内，大如九州之域，小如人的九窍、五脏、十二节，都与天气相通。阴阳衍生五行，阴阳之气又依盛衰消长而各分为三。如果经常违背阴阳五行的变化规律，那么邪气就会伤害人体。因此，适应这个规律是寿命得以延续的根本。苍天之气清净，人的精神就相应地调畅平和，顺应天气的变化，就会阳气固密，虽有贼风邪气，也不能加害于人，这是适应四时阴阳变化的结果。所以圣人能够精神专一，顺应天气，而通晓阴阳变化之理。如果违背了大自然的原则，就会内使九窍不通，外使肌肉气血不通，卫气涣散不固，这是由于人们不能适应自然变化所致，称为自伤，阳气就会因此而受到削弱。

阳气者，若天与日，失其所，则折寿而不彰，故天运当以日光明。是故阳因而上，卫外者也。

因于寒，欲如运枢，起居如惊，神气乃浮。

因于暑，汗，烦则喘喝，静则多言，体若燔炭，汗出而散。

因于湿，首如裹，湿热不攘，大筋緛短，小筋弛长，緛短为拘，弛长为痿。

因于气，为肿。四维相代，阳气乃竭。

【白话讲解】

人身的阳气，就像天上的太阳一样重要，如果阳气失去了正常的功能而不能发挥它的重要作用，人的寿命就会减损甚至夭折，身体的各种功能也会虚弱。天体的正常运行，是因太阳的光明普照才显现出来的，所以人的阳气也应在上在外，并起到保护身体、抵御外邪的作用。

感受寒邪，阳气应如门轴在门臼中运转一样活动于体内。生活作息没有正常的规律，扰动阳气，就容易使神气外越。

感受了暑邪，就会表现为汗多烦躁，气

喘吁吁，严重可出现神昏谵语的表现。身体发高热，就像炭火灼烧一样，汗出如注，不能收摄。

感受湿邪，头部就像有东西包裹一样沉重。如果湿郁日久化热，湿热互结在体内而不能祛除，就会伤害周身大小的筋脉，而出现筋脉挛缩或松弛，短缩的造成拘挛，弛纵的造成痿弱。

感受风邪，可导致浮肿。以上四种邪气相互交结在一起，交替伤人，就会使阳气逐渐耗竭。

阳气者，烦劳则张，精绝，辟积于夏，使人煎厥。目盲不可以视，耳闭不可以听，溃溃乎若坏都，汩汩乎不可止。

阳气者，大怒则形气绝，而血菀于上，使人薄厥。有伤于筋，纵，其若不容。汗出偏沮，使人偏枯。

【白话讲解】

在人体劳累过度时，阳气就会亢盛于外，阴精逐渐耗竭。如此多次重复，阳愈盛而阴愈亏，到夏季暑热之时，便易使人发生煎厥，发作的时候眼睛昏蒙看不见东西，耳朵闭塞听不到声音，混乱的就像都城崩毁、急流奔泻一样不可收拾。

人的阳气，在大怒时就会上逆，血随气升

而瘀积于上，与身体其他部位阻隔不通，使人发生薄厥。若伤及身体的筋脉，使筋松弛不能收缩，而不能随意运动。经常半身出汗，可以演变为偏身的痿废不用。

汗出见湿，乃生痤痱。高梁之变，足生大丁，受如持虚。劳汗当风，寒薄为皶，郁乃痤。

阳气者，精则养神，柔则养筋。开阖不得，寒气从之，乃生大偻。陷脉为瘘，留连肉腠。俞气化薄，传为善畏，及为惊骇。营气不从，逆于肉理，乃生痈肿。魄汗未尽，形弱而气烁，穴俞以闭，发为风疟。

【白话讲解】

出汗的时候，遇到湿邪阻遏就容易发生小的疮和痱子。如果经常过食肥甘厚腻之品，足部会产生难治的疔疮，发病就像拿着空的容器接收东西一样容易。在劳动出汗时遇到风寒之邪，迫聚于皮腠而成粉刺，郁积化热而成疮疖。

人的阳气，既能养神，使精神饱满，又能养筋，使诸筋柔韧。汗孔的开闭调节失常，邪气就会随之侵入，损伤阳气，以致筋失所养，造成身体不能正常弯腰、伸展。寒气内犯，侵袭到脉中，留在肌肉和腠理之间，气血不通就会郁积，时间长了会发展成疮瘘。从腧穴侵入的寒气内传而侵犯到五脏，影响到神志，就会出现恐惧和惊骇的征象。由于寒气的停留，造成气血不能顺利地运行，郁积在肌肉之间，就会发生痈肿。汗出不尽，热在里，风寒外闭，身体和阳气就会受到一定的削弱，这时汗出遭到风寒内侵，就会导致腧穴闭阻，从而发生以寒热往来为表现的风疟。

故风者，百病之始也，清静则肉腠闭拒，虽有大风苛毒，弗之能害，此因时之序也。故病久则传化，上下不并，良医弗为。故阳蓄积病死，而阳气当隔，隔者当泻，不亟正治，粗乃败之。

故阳气者，一日而主外，平旦人气生，日中而阳气隆，日西而阳气已虚，气门乃闭。是故暮而收拒，无扰筋骨，无见雾露，反此三时，形乃困薄。

【白话讲解】

风邪是引起各种疾病的起始原因，只要人体保持精神、情志的淡定和劳逸适度等养生的原则，肌肉汗孔就会密闭而有抵御外邪的能力，即使有大风疫毒的侵染，也不能受到侵害，这正是顺应自然时序的变化规律保养生气的结果。如果病久不愈，邪气停留在体内，就会有不断地向脏腑传变、病情加重的情况，到了上下不通、阴阳隔离的时候，即使医技再高明的医生，也无能为力了。所以阳气蓄积、郁阻不通时，也会致死。对于这种阳气蓄积、阻隔不通者，应采用通泻的方法治疗，如不迅速采取恰当的方法施治，而被那些医疗水平较差的医生耽误，就会导致死亡。

人体的阳气，白天在身体外部掌管着诸多功能。清晨的时候，阳气开始活跃，并逐渐趋向于外；中午时，阳气达到最旺盛的阶段；太阳偏西时，体表的阳气逐渐减少，汗孔也开始闭合。所以到了晚上，阳气收敛留守于内，这时不要扰动筋骨，也不要接近雾露。

如果违反了一天之内这三个时间的阳气活动规律，形体就会被邪气侵扰而出现精神疲惫，抵抗力下降的表现。

阴者，藏精而起亟也，阳者，卫外而为固也。阴不胜其阳，则脉流薄疾，并乃狂。阳不胜其阴，则五脏气争，九窍不通。

风客淫气，精乃亡，邪伤肝也。因而饱食，筋脉横解，肠澼为痔。因而大饮，则气逆。因而强力，肾气乃伤，高骨乃坏。凡阴阳之要，阳密乃固，两者不和，若春无秋，若冬无夏，因而和之，是谓圣度。故阳强不能密，阴气乃绝；阴平阳秘，精神乃治；阴阳离决，精气乃绝。

【白话讲解】

阴气是藏精于内不断地扶持阳气的；阳

气是卫护于外使体表固密的。如果阴不胜阳，阳气亢盛，就会使血脉流动急促，若阳气更盛就会发为狂证。如果阳气不能制约阴气，阴气亢盛，就会使五脏之气不能调和，以致九窍不通。如果风邪侵犯人体，伤及阳气，并逐步侵入内脏，阴精也就日渐消亡，这是由于邪气伤肝所致。若饮食过饱，阻碍气机升降，会发生筋脉弛纵、肠澼及痔疮等病症。如果饮酒过量，会造成气机上逆。如果过度用力，会损伤肾气，腰部脊骨也会受到损伤。总结阴阳平衡的关键，以阳气的致密最为重要。阳气致密，阴气就能固守于内。阴阳二者不协调，就像一年之中，只有春天而没有秋天，只有冬天而没有夏天一样。因此，阴阳的协调配合，相互为用，是维持正常生理状态的最高标准。所以阳气亢盛，不能固密，阴气就会竭绝。阴气平和，阳气固密，人的精神才会正常。如果阴阳分离决裂，人的精气就会随之衰竭。

是故味过于酸，肝气以津，脾气乃绝；味过于咸，大骨气劳，短肌，心气抑；味过于甘，心气喘满，色黑，肾气不衡；味过于苦，脾气不濡，胃气乃厚。味过于辛，筋脉沮弛，精神乃央。是故谨和五味，骨正筋柔，气血以流，腠理以密，如是，则骨气以精。谨道如法，长有天命。

【白话讲解】

过食酸味，会使肝气逆乱而亢盛，从而导致脾气的衰竭；过食咸味，会使骨骼损伤，肌肉短缩，心气不足；过食苦味，会使心气满闷，气逆作喘，面色发黑，肾气失于平衡；过食甜味，会使脾气湿滞而不濡润，从而使胃气壅滞；过食辛味，会使筋脉败坏，发生弛纵，精神受损。因此，谨慎地调和五味，会使骨骼强健，筋脉柔和，气血通畅，腠理致密。这样，骨气就会强壮有力。所以重视养生之道，并且依照正确的方法加以实行，就能长期保持先天禀赋的旺盛生命力。

《素问·举痛论》

余知百病生于气也。怒则气上，喜则气缓，悲则气消，恐则气下，寒则气收，炅则气泄，惊则气乱，劳则气耗，思则气结，九气不同，何病之生?

怒则气逆，甚则呕血及飧泄，故气上矣。喜则气和志达，荣卫通利，故气缓矣。悲则心系急，肺布叶举，而上焦不通，荣卫不散，热气在中，故气消矣。恐则精却，却则上焦闭，闭则气还，还则下焦胀，故气不行矣。寒则腠理闭，气不行，故气收矣。炅则腠理开，荣卫通，汗大泄，故气泄。惊则心无所倚，神无所归，虑无所定，故气乱矣。劳则喘息汗出，外

内皆越，故气耗矣。思则心有所存，神有所归，正气留而不行，故气结矣。

【白话讲解】

我已知道许多疾病的发生，都是由气机失调引起的，如暴怒则气上逆，喜则气涣散，悲哀则气消沉，恐惧则气下行，遇寒则气收敛，受热则气外泄，受惊则气紊乱，过劳则气耗散，思虑则气郁结。这九种气机的变化各不相同，会发生怎样的疾病呢?

大怒使肝气上逆，血随气逆，甚则呕血，或肝气乘脾发生泄泻，所以说是气上。喜则气和顺，而志意畅达，荣卫之气通利太过，则心气涣散。悲哀太过则心系急迫，肺叶张举，上焦随之闭塞不通，营卫之气得不到布散，热气郁闭于中焦而耗损肺气，所以说是气消。恐惧使肾气下陷，肾气下陷则气机不能正常升降，故上焦闭塞，上焦闭塞则气还归于下，气郁于下则下焦胀满，所以说恐则气下行。寒冷之气侵袭人体，则使腠理闭密，荣卫之气不得畅行而收敛于内，所以说是气收。阳热之气能使人腠理开放，荣卫通畅，汗液大量外出，致使气随津泄，所以说是气泄。受惊则心无所依附，神志无所归宿，心中疑虑不定，所以说是气乱。劳役过度则气动喘息，汗出过多，喘则肺气耗，汗出过多则卫气散，内外之气皆泄越，所以说是气耗。思则精力集中，心有所存，神归一处，以致正气留结而不运行，所以说是气结。

《素问·宣明五气》

久视伤血，久卧伤气，久坐伤肉，久立伤骨，久行伤筋，是谓五劳所伤。

【白话讲解】

过度视物，可以损伤精血；过度安卧，可以损伤人体之气；过度端坐，可以损伤肌肉；过度站立，可以损伤骨骼；过度行走，可以损伤筋脉，这是五种过度劳作引起的损伤。

《素问·通评虚实论》

邪气盛则实，精气夺则虚。

【白话讲解】

虚证和实证，是正气与邪气相比较而言的，若是邪气偏盛，则属于实证，若是精气不足，则属于虚证。

《素问·至真要大论》

诸风掉眩，皆属于肝；诸寒收引，皆属于肾；诸气膹郁，皆属于肺；诸湿肿满，皆属于脾；诸热瞀瘛，皆属于火；诸痛痒疮，皆属于心；诸厥固泄，皆属于下；诸痿喘呕，皆属于上；诸禁鼓慄，如丧神守，皆属于火；诸痉项强，皆属于湿；诸逆冲上，皆属于火；诸胀腹大，皆属于热；诸躁狂越，皆属于火；诸暴强直，皆属于风；诸病有声，鼓之如鼓，皆属于热；诸病胕肿，疼酸惊骇，皆属于火；诸转反戾，水液浑浊，皆属于热；诸病水液，澄澈清冷，皆属于寒；诸呕吐酸，暴注下迫，皆属于热。

【白话讲解】

诸多肢体抽搐，头晕目眩的风类病证，其病机大多属于肝；诸多形寒肢冷，肢体蜷缩，筋脉挛急，关节屈伸不利的寒类病证，其病机大多属于肾；多种气逆喘急，胸部胀闷的病证，其病机大多属于肺；多种出现肌肤肿胀，腹部胀满等；湿类病证，其病机大多属于脾；多种肿痛疮疡的病证，其病机大多属于心；多种手足逆冷或手足心发热的厥证，二便固闭不通或泻利不禁的病证，其病机大多属于下焦的病变；多种痿证、喘促、呕吐的病证，其病机大多属于中、上二焦的病变；多种出现神识昏糊，四肢抽搐等的热类病证，其病机大多属于火；多种口噤不开，鼓颌战栗不能自控的病证，是真热假寒的病证，其病机大多属于火；多种痉病，颈项强急的病证，其病机大多属于湿；多种气逆冲上的病证，其病机大多属于火；多种腹部胀满的病证，其病机大多属于热；多种躁动不安，发狂而举动失常的病证，其病机大多属于火；多种突然发生强直的病证，其病机大多属于风邪；多种腹部出现肠鸣，叩诊腹部如鼓音的病证，其病机大多属于热；多种浮肿，疼痛酸楚，惊骇不安的病证，其病机大多属于火；多种转筋挛急，排出水液浑浊的病证，其病机大多属于热；多种水液代谢障碍，水液呈清亮、寒凉的病证，其病机大多属于寒；多种呕吐酸水，或者大便突然急泻而有窘迫感觉的病证，其病机大多属于热。

病之形态

病之形能，语出《素问·阴阳应象大论》。能，通“态”。病形，即病之症状；病态，即病之态势。病之形态，即疾病的临床表现及其发生、发展和变化的态势。本节主要讨论《黄帝内经》中所论热病、咳病、痛病、痹病、痿病、水肿等疾病的病因病机及其临床表现，并对辨证分析、治则治法、预后等做了简要介绍。主要包括《素问·热论》《素问·咳论》《素问·举痛论》《素问·痹论》《素问·痿论》《灵枢·水胀》《素问·汤液醪醴论》等篇内容。

《素问·热论》

今夫热病者，皆伤寒之类也，或愈或死，其死皆以六七日之间，其愈皆以十日以上者，何也？不知其解，愿闻其故。

巨阳者，诸阳之属也，其脉连于风府，故为诸阳主气也。人之伤于寒也，则为病热，热虽甚不死；其两感于寒而病者，必不免于死。

【白话讲解】

现在所说的外感发热性疾病，都归属在伤寒的范畴中，其中有的能够痊愈，有的会预后不良，死亡的往往在六七天之间，痊愈的要在十天以上，这是什么道理呢？我不知如何解释，想听听其中的道理。

太阳经是六经之首，有统摄阳分的功能，太阳经的经脉循行在上部和风府穴，与督脉、阳维脉相会合，走行于头项及后背，运行于体表。所以太阳掌管着一身的阳气，有统领体表各个部位的功能。人体感受寒邪以后，就会发热，发热虽重，一般不会死亡；如果互为表里的阴阳二经同时感受寒邪而发病，死亡的概率就大了。

治之各通其脏脉，病日衰已矣。其未满三日者，可汗而已；其满三日者，可泄而已。

【白话讲解】

治疗外感热病时，应判断疾病发生在哪个脏腑哪个经络，再分别给予相应的治疗，病势就会一点点衰退而痊愈。对于这类疾病，如果病程在三天之内，且病邪仍然在表的，可通过发汗的方法治疗；如果病程已经到了三天以上，病邪已经入里了，这时就要通过泄热的方法治疗了。

热病已愈，时有所遗者，何也？

诸遗者，热甚而强食之，故有所遗也。若此者，皆病已衰，而热有所藏，因其谷气相薄，两热相合，故有所遗也。

治遗奈何？视其虚实，调其逆从，可使必已矣。病热当何禁之？病热少愈，食肉则复，多食则遗，此其禁也。

【白话讲解】

热病已经痊愈，但常常会有余邪不尽的情况，是什么原因呢？

凡是有余邪不尽的，都是因为在发热较重的时候让病人勉强进食，所以产生了余热遗留的现象。这样的病人，病势虽然已经有所减弱，但仍有余热蕴藏于体内，这时候勉强进食，势必会导致食物不正常消化而又生热，与疾病残留的余热相互交结，这两种热相互作用，又会重新发热，所以会有余热不尽的情况出现。

怎样治疗余热不尽呢？应该诊察疾病的性质是属于虚证还是实证，或者用补法或者用泻法，给予适当的治疗，可使疾病痊愈。

发热的病人在护理上有什么禁忌呢？当病人热势稍见衰退的时候，吃了肉食，病就会复发；如果吃得过多，就会出现余热稽留不尽的情况，这都是热病所应当禁忌的。

凡病伤寒而成温者，先夏至日者为病温，后夏至日者为病暑，暑当与汗皆出，勿止。

【白话讲解】

大凡感受寒邪而成为温热病的，在夏至日以前发病的就叫温病，在夏至日以后发病的就叫暑病。暑病汗出，可使暑热通过汗液外散，所以暑病见到汗出，治疗时不要见汗止汗。

《素问·咳论》

五脏六腑皆令人咳，非独肺也。皮毛者，肺之合也。皮毛先受邪气，邪气以从其合也。其寒饮食入胃，从肺脉上至于肺，则肺寒，肺寒则外内合邪，因而客之，则为肺咳。五脏各以其时受病，非其时，各传以与之。

【白话讲解】

五脏六腑有病，都能使人咳嗽，不单是肺病这样。肺在体表是与皮毛相配合的，皮毛感受外邪后，邪气就会循着经络影响到肺。另外，如果吃了寒凉的食物，寒邪停留在胃中，就会沿着肺经的经脉向上循行影响到肺，使得体内寒饮和外来寒邪相结合，共同犯肺，发生肺咳。这是肺咳的情况。至于五脏六腑之咳，是五脏分别在各自所主的时令得病后传到肺的，并不是肺所主的时令患病。

肺咳之状，咳而喘息有音，甚则唾血。心咳之状，咳则心痛，喉中介介如梗状，甚则咽肿、喉痹。肝咳之状，咳则两胁下痛，甚则不可以转，转则两胠下满。脾咳之状，咳则右胁下痛，阴阴引肩背，甚则不可以动，动则咳剧。肾咳之状，咳则腰背相引而痛，甚则咳涎。

【白话讲解】

肺咳的症状，咳嗽伴有气喘，呼吸时能听见声音，甚至痰涎中带血。心咳的症状，咳嗽伴有心痛，喉中好像有东西梗塞一样，甚至咽喉肿痛，影响到吞咽，有阻塞感。肝咳的症状，咳则两侧胁肋下疼痛，甚至痛得不能转侧，转侧就会引起两胁下胀满。脾咳的症状，咳嗽伴有右胁下隐隐作痛，疼痛牵引肩背，甚至不能动，一动就会使咳嗽加剧。肾咳的症状，咳嗽伴有腰背互相牵引作痛，甚至会出现痰涎壅盛的症状。

五脏之久咳，乃移于六腑。脾咳不已，则胃受之，胃咳之状，咳而呕，呕甚则长虫出。肝咳不已，则胆受之，胆咳之状，咳呕胆汁。肺咳不已，则大肠受之，大肠咳状，咳而遗失。心咳不已，则小肠受之，小肠咳状，咳而失气，气与咳俱失。肾咳不已，则膀胱受之，膀胱咳状，咳而遗溺。久咳不已，则三焦受之，三焦咳状，咳而腹满，不欲食饮。此皆聚于胃，关于肺，使人多涕唾而面浮肿气逆也。

【白话讲解】

五脏咳嗽日久不愈，就会转移到六腑。例如，脾咳不愈，胃就会得病，胃咳的症状是咳嗽伴有呕吐，甚至呕出蛔虫。肝咳不愈，胆就会得病，胆咳的症状是咳嗽伴有呕吐胆汁。肺咳不愈，大肠就会得病，大肠咳的症状是咳嗽伴有矢气，而且咳嗽与矢气同时出现。肾咳不愈，膀胱就会得病，膀胱咳的症状是咳嗽伴有遗尿。以上各种咳嗽，如经久不愈，就会使三焦受病，三焦咳的症状是咳嗽伴有腹满，不想吃东西。凡是上述的咳嗽，不论哪一脏腑的病变，都可以归纳为邪气聚积在胃，并沿着肺的经脉循行而影响到肺，使人出现痰涕壅盛、面部浮肿、咳嗽气逆等诸多症状。

《素问·举痛论》

经脉流行不止，环周不休。寒气入经而稽迟，泣而不行，客于脉外则血少，客于脉中则气不通，故卒然而痛。

【白话讲解】

人体经脉的气血是循环周身、流行不止的，

像个圆环没有起止点。如果寒邪侵入了经脉内，则会因经脉气血的运行迟缓、流通不畅而引起凝滞，寒邪侵袭在经脉之外，则脉中血液会减少；如果侵入脉中，则会引起脉气留滞而不通，所以会突然作痛。

《素问·痹论》

风、寒、湿三气杂至，合而为痹也。其风气胜者为行痹，寒气胜者为痛痹，湿气胜者为著痹也。

以冬遇此者为骨痹，以春遇此者为筋痹，以夏遇此者为脉痹，以至阴遇此者为肌痹，以秋遇此者为皮痹。

【白话讲解】

风、寒、湿三种邪气杂合伤及营卫失和的人体而成为痹证。其中风邪偏胜的叫行痹，寒邪偏胜的叫痛痹，湿邪偏胜的叫着痹。

在冬天得病的，发为骨痹；在春天得病的，发为筋痹；在夏天得病的，发为脉痹；在长夏得病的，发为肌痹；在秋天得病的，发为皮痹。

五脏皆有合，病久而不去者，内舍于其合也。故骨痹不已，复感于邪，内舍于肾；筋痹不已，复感于邪，内舍于肝；脉痹不已，复感于邪，内舍于心；肌痹不已，复感于邪，内舍于脾；皮痹不已，复感于邪，内舍于肺。所谓痹者，各以其时，重感于风寒湿之气也。

【白话讲解】

五脏在体表都有与其相合的组织器官，若病邪久留不除，就会向内侵犯相合的内脏。因此，骨痹病久不愈，再感受邪气，就会向内波及肾；筋痹病久不愈，再感受邪气，就会向内波及肝；脉痹病久不愈，再感受邪气，就会向内波及心；肌痹病久不愈，再感受邪气，就会向内波及脾；皮痹病久不愈，再感受邪气，就会向内波及肺。总之，脏腑痹证的形成是各脏在所主季节里，又反复感受了风、寒、湿气所造成的。

凡痹之客五脏者，肺痹者，烦满，喘而呕。心痹者，脉不通，烦则心下鼓，暴上气而喘，嗌干，善噫，厥气上则恐。肝痹者，夜卧则惊，多饮，数小便，上为引如怀。肾痹者，善胀，尻以代踵，脊以代头。脾痹者，四肢解堕，发咳，呕汁，上为大塞。肠痹者，数饮而出不得，中气喘争，时发飧泄。胞痹者，少腹膀胱按之内痛，若沃以汤，涩于小便，上为清涕。

【白话讲解】

痹病侵入到五脏，症状各有不同：肺痹的症状是心烦，胸闷，胀满，喘逆呕吐。心痹的症状是血脉不通畅，烦躁并且心脏悸动不安，气机逆乱突然发生喘息，咽干，易嗳气，引动肾经气机上逆而引起恐惧。肝痹的症状是夜里睡觉时容易惊醒，饮水多并且小便频、次数多，疼痛循肝经由上而下牵引，少腹如怀孕之状。肾痹的症状是腹部容易胀满，足不能正常的站立和行走，走路时尾骶部代替足部行走，脊柱弯曲变形，高耸过头。脾痹的症状是四肢倦怠无力，咳嗽，呕吐清水，上腹部憋闷不通。肠痹的症状是频频饮水而小便困难，腹中肠鸣，时而发生泄泻，粪便中有未消化的东西。膀胱痹的症状是少腹膀胱部位按上去疼痛，如同灌了热水一样，小便不畅，上部鼻流清涕。

阴气者，静则神藏，躁则消亡。饮食自倍，肠胃乃伤。淫气喘息，痹聚在肺；淫气忧思，痹聚在心；淫气遗溺，痹聚在肾；淫气乏竭，痹聚在肝；淫气肌绝，痹聚在脾。

诸痹不已，亦益内也。其风气胜者，其人易已也。其入脏者死，其留连筋骨间者疼久，其留皮肤间者易已。

【白话讲解】

五脏精气，安静能使精神内守，躁动就容易使精气耗散。若饮食过量，肠胃就会受损。痹证有呼吸喘促症状的，是痹发生在肺；痹证有忧伤思虑症状的，是痹发生在心；痹证有遗尿症状的，是痹发生在肾；痹证有疲乏衰竭症状的，是痹发生在肝；痹证有肌肉瘦削症状的，是痹发生在脾。

总之，各种痹病日久不愈，病变就会进一步向内深入。其中风邪偏胜的容易痊愈。痹邪内犯到五脏的则预后不好，痹邪停留在筋骨间的则疼痛持久难以痊愈，痹邪停留在皮肤间的则容易痊愈。

荣者，水谷之精气也，和调于五脏，洒陈于六腑，乃能入于脉也。故循脉上下，贯五脏，络六腑也。卫者，水谷之悍气也，其气慓疾滑利，不能入于脉也，故循皮肤之中，分肉之间，熏于肓膜，散于胸腹。逆其气则病，从其气则愈，不与风寒湿气合，故不为痹。

【白话讲解】

营气是水谷所化生的精气，它平和协调地运行于五脏，散布于六腑，然后汇入脉中，所以循着经脉上下运行，起到连贯五脏、联络六腑的作用。卫气是水谷精微中慓悍滑利的部分，它流动迅速，不能进入脉中，所以循行于皮肤肌肉之中，熏蒸在腹腔黏膜之间，输布于胸腹之内。若营卫之气的循行逆乱，就会生病，只要营卫之气顺从调和了，病就会痊愈。总的来说，营卫之气失常若不与风、寒、湿邪相合，就不会引起痹证。

《素问·痿论》

肺热叶焦，则皮毛虚弱急薄，著则生痿躄也；心气热，则下脉厥而上，上则下脉虚，虚则生脉痿，枢折挈，胫纵而不任地也；肝气热，则胆泄口苦，筋膜干，筋膜干则筋急而挛，发为筋痿；脾气热，则胃干而渴，肌肉不仁，发为肉痿；肾气热，则腰脊不举，骨枯而髓减，发为骨痿。

【白话讲解】

肺中有热，灼伤津液，则津液枯竭，皮毛也呈虚弱、干枯不润的状态，热邪不去，则变生痿证；心脏有热，可使气血上逆，气血上逆就会引起在下的血脉空虚，血脉空虚就会变生脉痿，使关节像断了一样不能提举，腿脚瘫软无力而不能正常站立；肝中有热，可使胆汁外溢而口苦，筋膜失养而干枯，以致筋脉痉挛拘急，变生筋痿；脾有邪热，则灼耗胃津而口渴，肌肉失养而麻木不仁，变生不知痛痒的肉痿；肾有邪热，会灼伤肾精，致使骨髓减少，筋骨失养，腰脊不能正常举动，变生骨痿。

肺者，脏之长也，为心之盖也，有所失亡，所求不得，则发肺鸣，鸣则肺热叶焦。故曰：五脏因肺热叶焦，发为痿躄，此之谓也。悲哀太甚，则胞络绝，胞络绝，则阳气内动，发则心下崩，数溲血也。故《本病》曰：大经空虚，发为肌痹，传为脉痿。思想无穷，所愿不得，意淫于外，入房太甚，宗筋弛纵，发为筋痿，及为白淫。故《下经》曰：筋痿者，生于肝，使内也。有渐于湿，以水为事，若有所留，居处相湿，肌肉濡渍，痹而不仁，发为肉痿。故《下经》曰：肉痿者，得之湿地也。有所远行劳倦，逢大热而渴，渴则阳气内伐，内伐则热舍于肾，肾者水脏也，今水不胜火，则骨枯而髓虚，故足不任身，发为骨痿。故《下经》曰：骨痿者，生于大热也。

【白话讲解】

肺是诸脏之长，又是心脏的华盖。如果遇有失意的事情，或个人要求得不到满足时，就会使肺气郁而不畅，于是出现喘息有声，进而气郁化热，导致肺叶枯焦，精气因此不能敷布于周身。五脏都是因为肺叶枯焦而得不到营养而发生痿躄的，说的就是这个道理。如果悲哀过度，就会因气机郁结而使心包络隔绝不通，导致阳气在体内妄行，逼迫心血下崩，于是屡次出现小便出血的症状。所以《本病》中说："大经脉空虚，发生肌（脉）痹，进一步会传变为脉痿。"如果没有休止的胡思乱想而欲望又不能达到，或是意念受外界影响，或是房事不加节制，这些都可致使宗筋弛缓，形成筋痿或者白浊、白带之类疾患。所以《下经》中说："筋痿之病发生于肝，是由于房事太过内伤精气所致。"感受湿邪，使水湿停留体内，或居住潮湿环境，使肌肉受到湿邪浸润，均会出现麻木不仁的感觉，形成肉痿。所以《下经》中说："肉痿是久居湿地引起的。"如果长途跋涉，劳累太甚，又逢炎热天气而口渴，于是阳气化热内扰，邪热侵入肾，肾为水脏，如水不胜火，灼耗阴精，就会使骨髓失养，导致两足不能支持身体，形成骨痿。所以《下经》中说："骨痿是由于大热所致。"

论言治痿者，独取阳明，何也？

阳明者，五脏六腑之海，主润宗筋，宗筋主束骨而利机关也。冲脉者，经脉之海也，主渗灌溪谷，与阳明合于宗筋，阴阳揔宗筋之会，会于气街，而阳明为之长，皆属于带脉，而络于督脉。故阳明虚，则宗筋纵，带脉不引，故足痿不用也。

【白话讲解】

古医经中说，治疗痿证主要取阳明经，这是为什么呢？

阳明经是五脏六腑营养的源泉，能濡养周身筋脉，筋脉主管约束骨节，使关节运动灵活。冲脉为十二经气血汇聚之处，输送气血以渗透灌溉肌肉腠理，冲脉与足阳明经会合于宗筋，阴经、阳经都总汇于宗筋，再会合于足阳明经的气街穴，故足阳明是它们的统领，诸经又都连属于带脉，系络于督脉。所以阳明经气血不足则周身筋脉失养而弛缓，带脉也不能收引诸脉，就使两足痿弱不用了。

《灵枢·水胀》

水始起也，目窠上微肿，如新卧起之状，其颈脉动，时咳，阴股间寒，足胫肿，腹乃大，其水已成矣。以手按其腹，随手而起，如裹水之状，此其候也。

肤胀者，寒气客于皮肤之间，空空然不坚，腹大，身尽肿，皮厚，按其腹，窅而不起，腹色不变，此其候也。

臌胀何如？腹胀身皆大，大与肤胀等也，色苍黄，腹筋起，此其候也。

【白话讲解】

水胀开始发生的时候，眼睑略肿，就像刚起床一样，颈部脉搏动明显，时而咳嗽，两大腿内侧有寒冷的感觉，小腿、足部肿胀，腹胀大，提示水肿已经形成了。用手按腹部，抬手时会随手而起，像包裹着水一样的，是水肿的症状。

肤胀，是寒邪侵袭在肌肤之间所致，会有中空不坚硬的感觉，腹部大，全身都肿，有皮肤增厚的感觉，按压腹部的时候，凹陷不会随手而起，腹部颜色没有改变的，是肤胀的症状。

臌胀是什么样的呢？全身都肿大，肿的状态和肤胀差不多，肤色青黄，腹部青筋暴露的，是臌胀的症状。

肠覃何如？寒气客于肠外，与卫气相搏，气不得荣，因有所系，癖而内著，恶气乃起，息肉乃生。其始生也，大如鸡卵，稍以益大，至其成，如怀子之状，久者离岁，按之则坚，推之则移，月事以时下，此其候也。

石瘕何如？石瘕生于胞中，寒气客于子门，子门闭塞，气不得通，恶血当泻不泻，衃以留止，日以益大，状如怀子，月事不以时下。皆生于女子，可导而下。

【白话讲解】

肠覃是什么样的呢？是由于寒气侵袭于肠外，与卫气相搏，使气血不得运行，气血凝滞，积于肠胃间，邪气产生，日久结块而成。初起大如鸡蛋，逐渐长大，及至后期，腹部长大，就像怀孕一样，按上去坚韧，可推动，月经按时来潮的，是肠覃的症状。

石瘕是什么样的呢？石瘕的病变部位在子宫，由于寒气侵袭子宫，导致宫口闭塞，气血不通，经血不能按时排泄，留在子宫内，逐渐增大，如同怀孕一样，月事不规律。这种病都发生在女性，可以用攻下疏导的办法治疗。

《素问·汤液醪醴论》

其有不从毫毛而生，五脏阳以竭也，津液充郭，其魄独居，孤精于内，气耗于外，形不可与衣相保，此四极急而动中，是气拒于内，而形施于外，治之奈何？

平治于权衡，去菀陈莝，微动四极，温衣，缪刺其处，以复其形。开鬼门，洁净府，精以时服，五阳已布，疏涤五脏。故精自生，形自盛，骨肉相保，巨气乃平。

【白话讲解】

有的病不是从体表毫毛而生的，是由于五脏的阳气郁遏，使水气充满于皮肤，而阴气独盛，阴气独居于内，导致阳气耗于外，症见形体浮肿，不能穿原来的衣服，四肢肿就会影响到内脏，这是阴气格拒于内而形体变化于外的表现，对这种病的治疗方法是怎样的呢？

要平复水气，应当根据病情，衡量调整阴阳二气，驱除体内的积水，并叫病人四肢做些轻微运动，令阳气逐渐发布出来；穿衣服要注意保暖，以帮助在表的阳气恢复，而阴凝易散。用缪刺的方法，避开肿处，浅刺病变对侧，去水以恢复原来的形态。用发汗和利小便的方法，使精气依时而运行，五脏阳气输布，以疏通五脏的郁积。这样，精气自会生成，形体也强盛，骨骼与肌肉保持着常态，正气也就恢复正常了。

诊 法

本节讨论了《黄帝内经》中疾病诊法，包括诊病原理、原则及具体方法等，对脉诊和色诊的阐述较为详细。主要选取了《素问·脉要精微论》《素问·平人气象论》《素问·疏五过论》等篇的内容。

《素问·脉要精微论》

诊法常以平旦，阴气未动，阳气未散，饮食未进，经脉未盛，络脉调匀，气血未乱，故乃可诊有过之脉。

切脉动静，而视精明，察五色，观五脏有余不足，六腑强弱，形之盛衰，以此参伍，决死生之分。

【白话讲解】

诊病时间应当以清晨为最好，这时候人还没有开始劳作，也没吃过东西，阴气没被扰动，阳气还没耗散，脉气匀静，气血没被扰乱，因而可以真实地诊察出是否有病。

在诊察脉搏变化的同时，还应观察眼睛，来推测神气的情况，诊察面部五色的变化，观察脏腑的功能强弱及形体的盛衰，四诊合参，以判断疾病的吉凶转归。

夫脉者，血之府也。长则气治，短则气病，数则烦心，大则病进，上盛则气高，下盛则气胀，代则气衰，细则气少，涩则心痛。浑浑革至如涌泉，病进而色弊；绵绵其去如弦绝，死。

【白话讲解】

脉是血液汇聚的地方。长脉是气血流畅和平的脉象，提示机体气血平和；短脉的脉象是脉来短、小，反映出气血不足；数脉为有热的脉象，热则心烦不安；大脉为邪气来势较猛的表现，反映了病势正在向前发展；上部寸脉盛，为邪气壅盛在人体上部的表现，会有呼吸急促、喘咳胸满的征象；下部尺脉盛，是邪滞留在下部的表现，可见下焦的胀满；代脉脉象为脉来缓、弱，并且有规律的间歇，反映出元气衰弱；细脉，脉象小，反映出正气衰少，主诸虚劳损；涩脉脉象为涩、滞，主血少，气滞血瘀，会表现为心痛等征象。脉来大并且急速像泉水上涌的，表明病势正在进展，且预后较凶险；如果脉来隐约不现，微细无力，或像弓弦突然断裂，猝然消失的，是气血已绝、生命体征消失的征象。

夫精明五色者，气之华也。赤欲如白裹朱，不欲如赭；白欲如鹅羽，不欲如盐；青欲如苍璧之泽，不欲如蓝；黄欲如罗裹雄黄，不欲如黄土；黑欲如重漆色，不欲如地苍。五色精微象见矣，其寿不久也。

夫精明者，所以视万物，别白黑，审短长。以长为短，以白为黑，如是则精衰矣。

【白话讲解】

眼睛和面色的表现，都是内脏的精气所表露于外的光华。面红色应该是像帛裹朱砂一样，红润而不显露，不应该像赭石那样，色赤带紫，没有光泽；面白色应该像鹅的羽毛一样，白润而光泽，不应该像粗盐那样白而带灰暗色；面青色应该青而明润如玉石，不应该像靛蓝那样青而带沉暗色；面黄色应该像丝包着雄黄一样，黄而明润，不应该像黄土那样，枯暗无华；面黑色应该像重漆之色，光彩而润，不应该像青黑的土那样，枯暗如尘。假如五脏真色暴露于外，这是真气外脱的现象，表明人的寿命将尽。

眼睛有观察万物、分别黑白、判断长短的作用，若长短不明、黑白不清，则表明精气衰竭。

五脏者，中之守也。中盛脏满，气胜伤恐者，声如从室中言，是中气之湿也。言而微，终日乃复言者，此夺气也。衣被不敛，言语善恶，不避亲疏者，此神明之乱也。仓廪不藏者，是门户不要也。水泉不止者，是膀胱不藏也。得守者生，失守者死。

【白话讲解】

五脏藏精舍神，在体内各有其职守。如果邪盛于腹中，就会引起脾功能失调，使气胀满于腹内。土克水，就会引起肾的病变，恐为肾之志，所以容易引起惊恐。说话声音不清楚，重浊不清，就像在房间中说话一样的，是脾胃功能失职而又夹有湿邪所引起的。语音低微而气不接续，说话时断时续的，是肺气被耗竭所致。衣服不知敛盖，言语不知善恶，不辨亲疏远近的，是神明错乱的现象。脾胃不能藏纳水谷精气而泄利不禁的，是中气失守，肛门不能约束的缘故。小便失禁的，是膀胱不能闭藏的缘故。若五脏功能正常，能够各司其职，尚有生存的可能；若五脏精气不能固藏，各自功能不能正常发挥，那么预后就不好。

夫五脏者，身之强也。头者，精明之府，头倾视深，精神将夺矣；背者，胸中之府，背曲肩随，府将坏矣；腰者，肾之府，转摇不能，肾将惫矣；膝者，筋之府，屈伸不能，行则偻

附，筋将惫矣；骨者，髓之府，不能久立，行则振掉，骨将惫矣。得强则生，失强则死。

【白话讲解】

五脏的精气充足，是身体强健之本。头为眼睛所在的场所，若见到头部低垂，眼窝深陷，目光呆滞无神的，表明精神衰败；背为胸中心肺所在的场所，若见到背弯曲而肩下垂，不能转侧摇动的，是心肺功能衰败的表现；腰是肾所在的场所，若见腰部活动不利，不能活动的，是肾气衰败的表现；膝是筋汇聚的地方，所以膝为筋之府，若膝盖弯曲伸展不能自如，走路要弯腰还得需要支持物才行的，是筋（肝）的功能衰惫的表现；骨为容纳骨髓的场所，如果不能久立，走路动摇震颤的，是骨髓虚弱，骨（肾）的功能衰败的表现。若脏气功能强健，则虽然得病预后也是好的；若脏气衰败，病情难以挽回，则预后不良。

四变之动，脉与之上下，以春应中规，夏应中矩，秋应中衡，冬应中权。

【白话讲解】

四时气候变化，人体的脉象也会随着变化而升降浮沉。春脉如做圆之器，有圆滑之象；夏脉如做方之器，有盛大之象；秋脉如称杆，不上不下之象；冬脉如称锤，有沉伏之象。

是故持脉有道，虚静为保。春日浮，如鱼之游在波；夏日在肤，泛泛乎万物有余；秋日下肤，蛰虫将去；冬日在骨，蛰虫周密，君子居室。故曰：知内者按而纪之，知外者终而始之。此六者，持脉之大法。

【白话讲解】

诊脉是有一定方法和要求的，必须虚心静气，才能保证诊断的正确。春天的脉应该浮而在外，好像鱼浮游于水波之中一样；夏天的脉在肤，洪大而浮，泛泛然充满于指下，就像夏天万物生长的茂盛状态；秋天的脉处于皮肤之下，就像蛰虫将要伏藏一样；冬天的脉沉在骨，就像冬眠之虫闭藏不出，人们也都深居简出一样。因此内脏的情况，可以从脉象上区别出来；外部经气的情况也可以在经脉循行的部位进行诊察。春、夏、秋、冬、内、外这六种脉法，是诊脉的大法。

《素问·平人气象论》

人一呼脉再动，一吸脉亦再动，呼吸定息，脉五动，闰以太息，命曰平人。平人者，不病也。常以不病调病人，医不病，故为病人平息以调之为法。人一呼脉一动，一吸脉一动，曰少气。人一呼脉三动，一吸脉三动而躁，尺热曰病温；尺不热脉滑曰病风；脉涩曰痹。人一

呼脉四动以上曰死；脉绝不至曰死；乍疏乍数曰死。

【白话讲解】

人一呼脉跳动两次，一吸脉也跳动两次，一呼一吸，脉跳动五次，因为在呼吸之间脉又跳动一次，这是平人的脉象。平人就是无病之人，通常以无病之人的呼吸为标准，来测量病人的呼吸次数及脉跳次数，医生用自己的呼吸来计算病人脉搏的次数，这是诊脉的法则。

人一呼脉跳动一次，人一吸脉跳动一次，这是少气的表现。如果一呼与一吸脉各跳动三次而且急疾，尺部皮肤发热的，是温病的表现；如果尺部皮肤不热，脉象滑，乃为感受风邪而发生的病变；如脉象涩，是为痹证。人一呼或一吸脉跳动四次以上的，是精气衰夺的死脉，此种脉象预后不良；脉气时断时续，预后也不好；脉来忽快忽慢的，是气血逆乱之象，预后不好，亦是死脉。

平人之常气禀于胃，胃者，平人之常气也，人无胃气曰逆，逆者死。

【白话讲解】

健康人的正气来源于胃，胃为水谷之海，是人体气血生化之源，所以胃气为健康人正常的脉气，人若没有胃气，就是危险的现象，甚至可造成死亡。

胃之大络，名曰虚里，贯鬲络肺，出于左乳下，其动应衣，脉宗气也。盛喘数绝者，则病在中；结而横，有积矣；绝不至曰死。乳之下其动应衣，宗气泄也。

【白话讲解】

胃经的大络，名叫虚里，其络从胃贯膈而上络于肺，其脉又从左乳下而出，搏动时手可以感觉得到，可以测出宗气盛衰的情况。如果脉搏动急数而兼有中断之象的，是中气不守，病在心肺的证候；如果脉搏动时止，位置横移的，是积聚病的现象；如果搏动断绝不续的，是将死亡的现象。左乳下脉跳动剧烈，隔着衣服都能看到的，是宗气失藏而外泄的现象。

颈脉动喘疾咳，曰水。目裹微肿，如卧蚕起之状，曰水。溺黄赤安卧者，黄疸。已食如饥者，胃疸。面肿曰风。足胫肿曰水。目黄者曰黄疸。妇人手少阴脉动甚者，妊子也。

【白话讲解】

颈部之脉动剧烈并且有气喘、咳嗽症状表现的，是水肿一类的疾病。眼睑浮肿如卧蚕之状，也是水肿病的表现。小便颜色黄赤，而且乏力困倦的，属黄疸病。饮食过后仍觉饥饿的，属胃疸病。面部浮肿的，为风邪引起的病症。脚和腿出现浮肿的，也是水肿病的表现。眼白发黄的，属黄疸病。妇人手少阴心脉搏动明显的，是怀孕的征象。

人以水谷为本，故人绝水谷则死，脉无胃气亦死。所谓无胃气者，但得真脏脉，不得胃气也。所谓脉不得胃气者，肝不弦，肾不石也。

【白话讲解】

人依靠水谷的营养而生存，所以人断绝水谷后，就要死亡；胃气化生水谷，所以脉无胃气也要死亡。所谓无胃气的脉，就是单见真脏脉，而不见柔和的有胃气之脉。所谓不得胃气的脉，就是脏气、胃气衰虚，脏真之气不能达于寸口，而出现肝不弦，肾不石的脉象。

《素问·疏五过论》

圣人之治病也，必知天地阴阳，四时经纪，五脏六腑，雌雄表里，刺灸砭石、毒药所主，从容人事，以明经道，贵贱贫富，各异品理，问年少长，勇怯之理，审于分部，知病本始，八正九候，诊必副矣。治病之道，气内为宝，循求其理，求之不得，过在表里。守数据治，无失俞理，能行此术，终身不殆。不知俞

理，五脏菀熟，痈发六腑。诊病不审，是谓失常。谨守此治，与经相明，《上经》《下经》《揆度》《阴阳》《奇恒》《五中》，决以明堂，审于终始，可以横行。

【白话讲解】

医技精湛的医生治病的时候一定要知道阴阳的消长，四时的变化，脏腑的功能，男女的不同，邪气在表里的变化，以及针灸砭石、遣方用药等方法，了解病人的人情事理，通晓诊病的常规，对患者的社会地位、经济状况、性格特征、年龄、喜怒哀乐等情志也要掌握，在诊断时还要熟练地运用各种诊疗技术，如观察病人的神气、色泽的变化，脉象的特征，了解病变的过程，治病的原则，同时要重视人体精气的内藏，探求变化的规律，如果失常则是表里发生病变的表现。要根据表里阴阳、脏腑经络的生理常数和常规进行治疗，符合腧穴的规律，如果能掌握上述技术，诊疗就会万无一失。相反，如果不知道腧穴的证治要领，五脏的郁热起因，就必然导致失治误治。如果能领悟《上经》《下经》《揆度》《阴阳》《奇恒》《五中》等医经要旨，治病就可以取得良好的疗效。

治则治法

本节讲述了《黄帝内经》中有关治则、治法的内容，如三因制宜、汗吐下等，这些方法对现代临床实践仍有很好的指导意义。主要选取《素问·异法方宜论》《素问·阴阳应象大论》《素问·汤液醪醴论》《素问·脏气法时论》《素问·至真要大论》等篇内容。

《素问·异法方宜论》

医之治病也，一病而治各不同，皆愈，何也？

地势使然也。故东方之域，天地之所始生也，鱼盐之地，海滨傍水。其民食鱼而嗜咸，皆安其处，美其食。鱼者使人热中，盐者胜血，故其民皆黑色疏理，其病皆为痈疡，其治宜砭石。故砭石者，亦从东方来。

西方者，金玉之域，沙石之处，天地之所收引也。其民陵居而多风，水土刚强，其民不衣而褐荐，其民华食而脂肥，故邪不能伤其形体，其病生于内，其治宜毒药。故毒药者，亦从西方来。

北方者，天地所闭藏之域也。其地高陵居，风寒冰冽。其民乐野处而乳食，脏寒生满病，其治宜灸焫。故灸焫者，亦从北方来。

南方者，天地所长养，阳之所盛处也。其地下，水土弱，雾露之所聚也。其民嗜酸而食胕，故其民皆致理而赤色，其病挛痹，其治宜微针。故九针者，亦从南方来。

中央者，其地平以湿，天地所以生万物也众。其民食杂而不劳，故其病多痿厥寒热，其治宜导引按跻。故导引按跻者，亦从中央出也。

故圣人杂合以治，各得其所宜。故治所以异而病皆愈者，得病之情，知治之大体也。

【白话讲解】

医生治疗疾病，一种病而采取各种不同的治疗方法，但结果都能痊愈，这是什么道理呢？

这是地理环境不同，而治法有所不同的缘故。例如，东方是天地之气开始生发的地方，气候温和，地处海滨而接近于水，是出产鱼和盐的地方。所以该地方的人们多吃鱼类而且喜欢咸味，生活安逸，食物丰美。吃鱼过多会使热积于人体；吃过多的食盐，又会耗伤血液。所以生活在这里的人们，大都皮肤色黑，肌理疏松，易发痈疡之类的疾病。治疗时，适宜用砭石刺法。因此，砭石的治病方法是从东方传来的。

西方地区，盛产金玉，遍地砂石，这里的自然环境，像秋令之气一样，有一种收敛引急的现象。这里的人们，依山岭而住，其地多风沙，水土的性质又属刚强，而他们平时又不大讲究穿着，穿粗布，睡草席，吃的都是鲜美酥酪，骨肉之品，因此体质肥胖健壮，外邪不容易侵犯他们的形体，他们发病，大都属于内伤类疾病。对于这类疾病，宜用药物治疗。所以药物疗法，是从西方传来的。

北方地区，自然气候如同冬天的闭藏气象。地势较高，人们依山岭而居住，经常处在风寒冷冽的环境中。该地的人们，过着游牧生活，吃的是牛羊乳酪，因此内脏受寒，易生胀满类疾病。宜用艾灸或火针、火罐治疗。所以灸焫的治疗方法是从北方传来的。

南方地区，有适合自然界万物长期生长的气候，那里阳气最盛，地势低下，水土之性软弱，因此雾露经常聚集。这里的人们，喜欢吃酸类和腐熟的食品，其皮肤腠理致密而呈红色，易发生筋脉拘急、麻木不仁等疾病。对其治疗，宜用微针针刺。所以九针的治病方法是从南方传来的。

中央之地，地形平坦而湿润，物产丰富，因此人们的食物种类很多，生活比较安逸，多发生痿弱、厥逆、寒热等疾病，治疗宜用导引按摩的方法。导引按摩的方法是从中央地区推广出去的。

高明的医生，能够将以上多种治病方法综合起来，根据具体情况，随机应变，灵活运用，使患者得到最佳的治疗。所以尽管治法各有不同，但结果是疾病都能痊愈。这是由于医生能够了解病情，并掌握了治疗大法的缘故。

《素问·阴阳应象大论》

病之始起也，可刺而已；其盛，可待衰而已。故因其轻而扬之，因其重而减之，因其衰而彰之。形不足者，温之以气；精不足者，补之以味。其高者，因而越之；其下者，引而竭之；中满者，泻之于内；其有邪者，渍形以为汗；其在皮者，汗而发之；其慓悍者，按而收之；其实者，散而泻之。审其阴阳，以别柔刚，阳病治阴，阴病治阳。定其血气，各守其乡，血实宜决之，气虚宜掣引之。

【白话讲解】

病在初起的时候，可用刺法而愈；如果病势正盛，必须待其稍微衰退，然后刺之而愈。

所以病轻浅的，可使用发散轻扬之法治疗；病深重的，可使用逐步攻减邪气之法治疗；其气血衰弱的，应用补益之法使气血充盛得到彰显。形体虚弱的，可用温补益气的方法治疗；阴精不足的，可用味厚的药食进行滋养。病在上的，可用吐法；病在下的，可用疏导之法；病在中焦，以胀满为主症的，可用消导之法；邪在表的，可用汤药浸渍的方法发汗；邪在皮肤的，可用发汗之法，使邪外泄；病势急暴的，需迅速采取措施，制伏病势；实证的，则用散法或泻法。观察病变的阴阳属性，以辨别其虚实，阳分有病，要注意调治阴分；阴分有病，要注意调治阳分。确定病变在血分还是气分，使其在各自病变的范围进行治疗。血分邪气壅盛，血行不畅而瘀滞的，宜破血活血通瘀；若气虚不固，升举无力的，宜用补气升提之法治疗。

《素问·汤液醪醴论》

上古圣人作汤液醪醴，为而不用，何也？

自古圣人之作汤液醪醴者，以为备耳。夫上古作汤液，故为而弗服也。中古之世，道德稍衰，邪气时至，服之万全。

今之世不必已，何也？

当今之世，必齐毒药攻其中，镵石针艾治其外也。

【白话讲解】

上古时代高明的医生，制成汤液和醪醴，但是制好后，却备而不用，这是什么道理呢？

古代高明的医生，做好的汤液和醪醴，是以备万一的。因为上古时期人们淡泊淳朴，身心康泰，很少得病，所以虽然制成了汤液，但还是放在那里不用的。到了中古时代，养生之道稍差，人们的道德品质稍差，因此，外界邪气时常能够乘虚伤人，但只要服些汤液醪醴，病就可以好了。现在的人，虽然服了汤液醪醴，而病不一定好，这是什么缘故呢？岐伯说：现在的人和中古时代又不同了，所患疾病，必定要用药物内服，砭石、针灸外治，其病才能痊愈。

形弊血尽而功不立者何？

神不使也。

何谓神不使？

针石，道也。精神不进，志意不治，故病不可愈。今精坏神去，荣卫不可复收。何者？嗜欲无穷，而忧患不止，精气弛坏，荣泣卫除，故神去之而病不愈也。

【白话讲解】

一个人病情发展到了形体败坏、神气衰尽的地步，治疗没有效果，这是什么道理呢？

这是因为病人的神气已经不能发挥它应有

的作用了。

神气不能发挥它应有的作用是什么情况呢？

针石治病，这不过是一种方法而已。现在病人的精神衰败，志意已经散乱，神气不起应有的作用，病也不能好。况且病人的情况严重，已经是精神已衰、神气已失、荣卫不能再恢复的地步了。为什么病情会发展到这样的地步呢？由于不懂得养生之道，嗜好欲望无穷无尽，忧愁患难又没有止境，以致精气败坏，营血枯涩，卫气作用消失，所以神气失去应有的作用，对治疗上的方法失去反应，当然病就不会好。

夫病之始生也，极微极精，必先入结于皮肤。今良工皆称曰：病成名曰逆，则针石不能治，良药不能及也。今良工皆得其法，守其数，亲戚兄弟远近，音声日闻于耳，五色日见于目，而病不愈者，亦何暇不早乎？

病为本，工为标，标本不得，邪气不服，此之谓也。

【白话讲解】

一般病初起时，固然是精微难测，但大致情况都是先侵袭于皮肤而成表证。现在高明的医生都说是病已经形成，而且发展和预后很不好，用针石不能治愈，吃汤药亦不能达到病所了。高明的医生都运用正确的治疗方法，遵守治病的规律，但病人和亲戚兄弟每日声色犬马，导致疾病不能痊愈，还要抱怨医生不及早治疗。

这时情况是因为病人为本，医生为标，病人与医生不能很好地合作，不能使医生的治疗措施和方法发挥应有的作用，病邪就不能制服，道理就在这里。

《素问·脏气法时论》

毒药攻邪，五谷为养，五果为助，五畜为益，五菜为充，气味合而服之，以补精益气。此五者，有辛酸甘苦咸，各有所利，或散或收，或缓或急，或坚或软，四时五脏，病随五味所宜也。

【白话讲解】

气味偏盛的药食能攻逐邪气，粳米、小豆、麦、大豆、黄黍等五谷是充养身体的主要食物；桃、李、杏、栗、枣等果类可以辅助食物来营养脏腑；牛、羊、猪、鸡、犬等五畜能补益脏腑精气；葵、藿、薤、葱、韭等五菜可补充五谷杂粮、水果、肉类的不足，营养五脏。食物气味相合，则可以补益精气。但是这些物品又都有辛、酸、甘、苦、咸五种气味，因而有辛散、收敛、缓和、急劲、坚硬、柔软等特性，分别归属于四时五脏，所以选择应用的时候，要根据春、夏（长夏）、秋、冬季节的不同，五脏之气的偏盛、偏衰来选择适宜的五味食物。

《素问·至真要大论》

寒者热之，热者寒之，微者逆之，甚者从之，坚者削之，客者除之，劳者温之，结者散之，留者攻之，燥者濡之，急者缓之，散者收之，损者温之，逸者行之，惊者平之，上之，下之，摩之，浴之，薄之，劫之，开之，发之，适事为故。

【白话讲解】

一般而言，寒性病证要用热性的药物予以治疗，热性病证要用寒性的药物予以治疗；病情较轻的要用与其症状性质相反的药物予以治疗；对于重病，如果性质与症状相反，则要选用与其症状性质相同的药物予以治疗；对于坚实的病证，要用削弱它的药物予以治疗；侵入人体的外邪，要用祛除邪气的药物予以治疗；对于劳倦过度引起的虚弱病证，要用温养的办法予以治疗；对于郁滞不通的病证，要用宣散的药物予以治疗；滞留的邪气，要用攻逐的药物予以治疗；干燥的病证，要用滋润濡养的药物予以治疗；对于肢体拘急的病证，要用能使病情和缓的药物予以治疗；对于气机涣散不收或正气耗散的病证，要用收敛固涩的药物予以治疗；对于因过度安逸懒散而导致的气血凝滞的病证，要用行气活血的药物予以治疗；对于惊悸不安的病证要用镇静的药物予以治疗。此外，是用催吐法还是用泻下的方法，是用按摩法还是用药浴的方法，是用强劲的药攻邪外出还是用峻猛之剂截击病邪，是开泄腠理还是发散表邪等，都需要根据实际的情况而灵活选用，以合乎病情的需要为准则。

何谓逆从？逆者正治，从者反治，从少从多，观其事也。

反治何谓？热因寒用，寒因热用，塞因塞用，通因通用，必伏其所主，而先其所因；其始则同，其终则异；可使破积，可使溃坚，可使气和，可使必已。

论言：治寒以热，治热以寒，而方士不能废绳墨而更其道也。有病热者，寒之而热，有病寒者，热之而寒，二者皆在，新病复起，奈何治？

诸寒之而热者，取之阴；热之而寒者，取之阳。所谓求其属也。

【白话讲解】

什么是逆从呢？逆是逆着疾病的征象用药，也叫正治，就是以寒治热，以热治寒；从就是顺从，也就是顺着疾病的假象治疗，如以寒治寒，以热治热，也叫反治。根据具体情况而适当选用反治药的多少。

怎么理解反治呢？即以热药治疗真寒假热证，用寒药治疗真热假寒证，用补益法治疗阻塞不通之证，用通利泻下法治疗邪实下利之证。但是治疗的时候必须抓住疾病的本质，先探求疾病的原因。反治法用于疾病征象与本质不相一致的病证，所采用的方药性质与疾病的假象一致，但与疾病的本质相反，即开始时药性与病性似乎相同，但最终是与疾病本质相反，以用来破除积滞、消散坚块、调和气血，可使疾病痊愈。

经文中说寒性病证要用热性药进行治疗，热性病证要用寒性药进行治疗，但现在的医生不能违背这个原则另辟蹊径。有些热病，服寒药后更热；有些寒病，服热药后更寒。不但原有的寒热证仍旧存在，更有新病增加，怎么去治疗呢？

用寒药治热证，热势不减者，为阴虚发热，当用滋阴法治疗；用热药治寒证，寒象不除者，为阳虚生寒，当用温阳法治疗。这就是所谓的治病求本了。

养 生

中医一贯主张"治未病"，防重于治，注重养生保健，本节主要讨论《黄帝内经》的养生思想与方法。包括《素问·上古天真论》《素问·四气调神大论》《灵枢·天年》等篇内容。

《素问·上古天真论》

余闻上古之人，春秋皆度百岁，而动作不衰；今时之人，年半百而动作皆衰者，时世异耶？人将失之耶？

上古之人，其知道者，法于阴阳，和于术数，食饮有节，起居有常，不妄作劳，故能形与神俱，而尽终其天年，度百岁乃去。今时之人不然也，以酒为浆，以妄为常，醉以入房，以欲竭其精，以耗散其真，不知持满，不时御神，务快其心，逆于生乐，起居无节，故半百而衰也。

【白话讲解】

我听说远古时候的人，都能活过一百岁，而他们的动作并不显得衰老；现在的人，才活过五十，动作就有衰老的表现。这是由于时代的不同还是现在的人不善于养生呢？

远古时候懂得养生的人，能够适应天地阴阳变化的规律，通晓养生的方法，饮食有节制，生活作息有一定的规律，不过度的劳累，所以能够形体健康，精力充沛，活到天赋的自然寿命，超过一百岁才去世。

现在的人就不是这样了，他们嗜酒无度，把不正常的当作正常的生活，酒醉后还任意行房，以致精气欲竭，真元耗散，不知道保持精力的充沛，不善于控制自己的情志活动，只贪图一时之快，违背生命的愿望，生活作息没有规律，所以到五十多岁就衰老了。

夫上古圣人之教下也，皆谓之虚邪贼风，避之有时，恬淡虚无，真气从之，精神内守，病安从来。是以志闲而少欲，心安而不惧，形劳而不倦，气从以顺，各从其欲，皆得所愿。故美其食，任其服，乐其俗，高下不相慕，其民故曰朴。是以嗜欲不能劳其目，淫邪不能惑其心，愚智贤不肖，不惧于物，故合于道。

所以能年皆度百岁，而动作不衰者，以其德全不危也。

【白话讲解】

那些深懂养生之道的圣人在教导百姓的时候，反复谈到外界的虚邪贼风等致病因素，应及时避开，心境要清静安闲，排除杂念妄想，才能使真气顺畅，精神守持于内，疾病就不会产生。所以他们就精神安详，欲望很少，心底光明磊落，没有焦虑，劳作而不过分疲劳，身体真气平和而调顺，人人都能随其所欲而满足自己的愿望。这样人们无论吃什么食物都觉得甘美，随便穿什么衣服也都感到满意，适应各种风俗习惯，愉快地生活，社会地位无论高低，都不羡慕，人们都很朴素诚实。任何不正当的嗜欲都不能引起他们的兴趣，任何淫乱邪说都不能蛊惑他们的精神。无论愚笨的、聪明的、贤能的还是能力小的，都不被外界事物的变化所惊扰，所以符合养生之道。

他们能够活到一百多岁而动作不显衰老的原因，是他们对于养生的道理全部掌握了，不致有疾病的危害。

人年老而无子者，材力尽耶？将天数然也？

女子七岁，肾气盛，齿更发长；二七而天癸至，任脉通，太冲脉盛，月事以时下，故有子；三七，肾气平均，故真牙生而长极；四七，筋骨坚，发长极，身体盛壮；五七，阳明脉衰，面始焦，发始堕；六七，三阳脉衰于上，面皆焦，发始白；七七，任脉虚，太冲脉衰少，天癸竭，地道不通，故形坏而无子也。

丈夫八岁，肾气实，发长齿更；二八，肾气盛，天癸至，精气溢泻，阴阳和，故能有子；三八，肾气平均，筋骨劲强，故真牙生而长极；四八，筋骨隆盛，肌肉满壮；五八，肾气衰，发堕齿槁；六八，阳气衰竭于上，面焦，发鬓颁白；七八，肝气衰，筋不能动，天癸竭，精少，肾脏衰，形体皆极；八八，则齿发去。

肾者主水，受五脏六腑之精而藏之，故五脏盛，乃能泻。今五脏皆衰，筋骨解堕，天癸尽矣，故发鬓白，身体重，行步不正，而无子耳。

【白话讲解】

人老的时候，不能生育子女，是由于肾精衰竭了呢？还是由于生理的自然规律引起的呢？

女子到了七岁，肾气开始充盛，乳牙更换，头发开始茂盛；十四岁时，天癸产生，任脉通畅，冲脉旺盛，月经按时来潮，具备了生育子女的能力；二十一岁时，肾气充盈，智齿生出，身体发育健全；二十八岁时，筋骨强健有力，头发的生长达到最茂盛的阶段，是身体最强壮的时候；三十五岁时，阳明经脉气血渐衰弱，面部开始憔悴，头发也开始脱落；四十二岁时，三阳经脉气血衰弱，面部憔悴衰弱，头发开始变白；四十九岁时，任脉气血亏虚，太冲脉的气血也衰少了，天癸枯竭，月经断绝，所以形体衰老，失去了生育能力。

男子到了八岁，肾气逐渐充实起来，头发开始茂盛，乳齿也更换了；十六岁时，肾气旺盛，天癸产生，精气满溢而能外泄，两性交合，就能生育子女；二十四岁时，肾气充盛，筋骨强健有力，智齿生长，身体发育到顶点；三十二岁时，筋骨丰隆盛实，肌肉亦丰满健壮；四十岁时，肾气衰退，头发开始脱落，牙齿开始枯槁；四十八岁时，头面部阳气逐渐衰弱，面部憔悴无华，头发和两鬓花白；五十六岁时，肝气衰弱，筋的活动不能灵活自如，天癸枯竭，精气少，肾脏衰，形体活动不能自如；六十四岁时，牙齿头发脱落。

肾主藏精，接受并封藏其他脏腑的精气，所以五脏旺盛，肾能泄精。如今五脏功能都已衰退，筋骨懈惰无力，天癸就枯竭了，所以发鬓都变白，身体沉重，行走不稳，也不能生育子女了。

《素问·四气调神大论》

春三月，此谓发陈。天地俱生，万物以荣，夜卧早起，广步于庭，被发缓形，以使志生，生而勿杀，予而勿夺，赏而勿罚，此春气之应，养生之道也。逆之则伤肝，夏为寒变，奉长者少。

夏三月，此谓蕃秀。天地气交，万物华实，夜卧早起，无厌于日，使志无怒，使华英成秀，使气得泄，若所爱在外，此夏气之应，养长之道也。逆之则伤心，秋为痎疟，奉收者少，冬至重病。

秋三月，此谓容平。天气以急，地气以明，早卧早起，与鸡俱兴，使志安宁，以缓秋刑，收敛神气，使秋气平，无外其志，使肺气清，此秋气之应，养收之道也。逆之则伤肺，冬为飧泄，奉藏者少。

冬三月，此谓闭藏。水冰地坼，无扰乎阳，早卧晚起，必待日光，使志若伏若匿，若有私意，若已有得，去寒就温，无泄皮肤，使气亟夺，此冬气之应，养藏之道也。逆之则伤肾，春为痿厥，奉生者少。

【白话讲解】

春季的三个月，是发陈出新，生命萌发的季节。天地之间自然界万物，都富有生气，欣欣向荣。人们应该晚睡早起，起床后，披散开头发，解开衣带，使形体舒缓，在庭院中漫步，使精神宣发舒畅。这期间不要滥行杀戮，多施予，少敛夺，多奖励，少惩罚，这是顺应春季的时令，保养人体生发之气的办法。如果违背了春生之气，就会损伤肝，从而使提供给夏长之气的条件不足，到夏季就会发生寒性病。

夏季的三个月，是自然界万物繁茂秀美的时令。此时，天气下降，地气上升，天地之气相交，植物开花结实，长势旺盛。人们应该晚些睡觉，早早起床，不要抱怨白天炎热，精神应保持愉快，切勿发怒，以适应夏气以成其秀美，使气机宣畅，通泄自如，对外界事物有浓厚的兴趣。这是适应夏季时令，保养生长之气的方法。如果这时违背了法则就会损伤心脏，导致提供给秋收之气的条件不足，到秋天容易发生寒疟。

秋季的三个月，是自然界万物成熟饱满收获的季节。此时，天高风急，地气清肃，人应早睡早起，类似于鸡的活动时间，以保持神志的安宁，减缓秋季肃杀之气对人体的影响。收敛神气，以适应秋季容平的特征，不胡思乱想心猿意马，以保持肺气的清肃功能。这就是适应秋令的特点而保养人体收敛之气的方法。如果违背秋收之气，就会伤及肺，造成提供给冬季闭藏之气的条件不足，冬天就要发生完谷不化的泄泻。

冬天的三个月，是生机潜伏，万物蛰伏的时令。这个季节滴水成冰，大地冻裂，此时不要扰动人体阳气。人应该早睡晚起，待到日光照耀时起床才好，要使神志深藏于内，安静自若，好像有隐秘，严守而不外泄，又像得到了渴望得到的东西，把它秘藏起来一样；随时注意保暖，不要使皮肤开泄而使阳气不断地损失。这是适应冬季的气候而保养人体闭藏功能的方法。如果违背了冬令的闭藏之气，就会损伤肾，致使提供给春生之气的条件不足，春天就会发生四肢痿弱逆冷这样的疾病。

夫四时阴阳者，万物之根本也。所以圣人春夏养阳，秋冬养阴，以从其根，故与万物沉浮于生长之门。逆其根，则伐其本，坏其真矣。故阴阳四时者，万物之终始也，死生之本也。逆之则灾害生，从之则苛疾不起，是谓得道。道者，圣人行之，愚者佩之。从阴阳则生，逆之则死，从之则治，逆之则乱。反顺为逆，是谓内格。是故圣人不治已病治未病，不治已乱治未乱，此之谓也。夫病已成而后药之，乱已成而后治之，譬犹渴而穿井，斗而铸锥，不亦晚乎！

【白话讲解】

四时阴阳的变化，是万物生存的基本条件。所以圣人在春夏保养阳气以适应生长的需要，在秋冬保养阴气以适应收藏的需要，只有顺从了生命发展的根本规律，才能像万物一样，在生、长、收、藏的生命过程中运动发展。如果违背了这个规律，就会透支生命力，破坏真元之气。因此，四时阴阳变化是万物盛衰存亡的根本所在，违背了它就会产生灾害，顺从了它就不会发生重病，这样才称得上是懂得了养生之道。对于养生之道，圣人能够很好地执行，愚人则时常背道而驰。顺从阴阳的消长，就能生存，违背了就会加剧死亡。顺从了它，就会正常，违逆了它，就会乖乱。如背道而行，就会使机体与自然环境相格拒。所以圣人不等病已经发生再去治疗，而是在疾病发生之前进行预防，如同不等到乱事已经发生再去治理，而是在它发生之前进行治理。如果疾病已经发生，然后再去治疗，战乱已经形成，然后再去治理，那就如同口渴了才想到挖井，战乱了再去制造兵器，为时已晚啊。

《灵枢·天年》

愿闻人之始生，何气筑为基，何立而为楯，何失而死，何得而生？以母为基，以父为楯；失神者死，得神者生也。

何者为神？血气已和，营卫已通，五脏已成，神气舍心，魂魄毕具，乃成为人。

人之寿夭各不同，或夭寿，或卒死，或病久，愿闻其道。五脏坚固，血脉和调，肌肉解利，皮肤致密，营卫之行，不失其常，呼吸微徐，气以度行，六腑化谷，津液布扬，各如其常，故能长久。

人之寿百岁而死，何以致之？使道隧以长，

基墙高以方，通调营卫，三部三里起，骨高肉满，百岁乃得终。

【白话讲解】

想听听人的新生命的产生，是以什么作为基础，影响因素又有哪些，失去什么死，得到什么生的呢？

人体胚胎形成，以母亲的精血和父亲的精液作为基础，相互结合而成的，父精母血相合产生神气，失去神气的就会死亡，有了神气的则生命存活。

什么是神？人体的气血调和，营卫运行通畅，五脏形成，神存在于心中，魂魄等神志都形成后，人也就形成了。

人的寿命长短各不相同，有的人长寿，有的人短寿，有猝然死亡的，有得病很长时间的，我想知道这是什么原因。五脏气血旺盛，畅流不止，气血经脉调和，肌肉细致紧密，皮肤致密，营卫在体内正常循行，呼吸均匀，气血运行的速度与呼吸次数保持一致，六腑的功能也正常，能运化津液，正常的输布营养物质到体表等，身体的一切功能有条不紊地进行，这样就能长寿。

有的人能活到过百岁才死去，怎样才能知道呢？这样的人鼻孔深邃而长，面部骨骼肌肉方正、丰满，营卫运行通调无阴，颜面、上额角、鼻头、下颌等处的肌肉也都丰满紧实，具备这样体征的，能活过百岁，达到自然寿命。

其气之盛衰，以至其死，可得闻乎？

人生十岁，五脏始定，血气已通，其气在下，故好走。二十岁，血气始盛，肌肉方长，故好趋。三十岁，五脏大定，肌肉坚固，血脉盛满，故好步。四十岁，五脏六腑，十二经脉，皆大盛以平定，腠理始疏，荣华颓落，发颇斑白，平盛不摇，故好坐。五十岁，肝气始衰，肝叶始薄，胆汁始灭，目始不明。六十岁，心气始衰，苦忧悲，血气懈惰，故好卧。七十岁，脾气虚，皮肤枯。八十岁，肺气衰，魄离，故言善误。九十岁，肾气焦，四脏经脉空虚。百岁，五脏皆虚，神气皆去，形骸独居而终矣。

【白话讲解】

能讲讲人体之气由盛到衰，从生到死的过程是怎样的吗？

人在十岁的时候，五脏功能开始稳定了，气血通顺，肾气在下，所以喜动爱跑。二十岁时，血气开始旺盛，肌肉长成，所以走路步伐很快。三十岁时，五脏功能达到最佳状态，肌肉变得紧实坚固，血脉充满，所以走路平稳。四十岁时，五脏六腑，十二经脉，都保持充实旺盛的状态，这时候身体状况稳定，皮肤腠理开始疏松，容颜有颓落迹象，发鬓斑白，身体经气平定满盛，不再向上发展，所以喜坐不好动。五十岁时，肝的功能首先开始减退，肝叶变薄，胆汁分泌减少，开始有眼花的征象。六十岁时，心脏的功能开始下降，容易出现抑郁，气血运行不畅快，形体懈惰，总想睡觉的表现。七十岁时，脾的功能开始下降，皮肤变得干枯。八十岁时，肺的功能开始下降，不能藏魄，所以思维有点不清，说话混乱。九十岁时，肾气要枯竭了，肝心脾肺四脏的经脉都已经气血不足了，功能衰败。达到百岁时，肾肝心肺脾五脏功能全部衰败，五脏所藏神气也消失，只有形骸独在，寿命要终止了。

其不能终寿而死者，何如?

其五脏皆不坚，使道不长，空外以张，喘息暴疾；又卑基墙，薄脉少血，其肉不石，数中风寒，血气虚，脉不通，真邪相攻，乱而相引，故中寿而尽也。

【白话讲解】

还有不能活到自然寿命就死的原因是什么呢?

是因为这些人的五脏功能不强盛，鼻孔不深，鼻孔向外张，呼吸急促。这样的人面部骨肉卑少，气血亏少，肌肉不坚实，很容易遭到风寒等邪气的侵袭，使得血气更虚弱，血脉不畅通，导致邪正交争，真气败乱而引邪深入，这样的人寿命就不会太长。

中篇

伤寒论

张仲景原序

论曰：余每览越人入虢之诊，望齐侯之色，未尝不慨然叹其才秀也。怪当今居世之士，曾不留神医药，精究方术，上以疗君亲之疾，下以救贫贱之厄，中以保身长全，以养其生，但竞逐荣势，企踵权豪，孜孜汲汲，惟名利是务，崇饰其末，忽弃其本，华其外而悴其内。皮之不存，毛将安附焉？卒然遭邪风之气，婴非常之疾，患及祸至，而方震栗，降志屈节，钦望巫祝，告穷归天，束手受败。赍百年之寿命，持至贵之重器，委付凡医，恣其所措。咄嗟呜呼！厥身已毙，神明消灭，变为异物，幽潜重泉，徒为啼泣。痛夫！

举世昏迷，莫能觉悟，不惜其命。若是轻生，彼何荣势之云哉？而进不能爱人知人，退不能爱身知己，遇灾值祸，身居厄地，蒙蒙昧昧，蠢若游魂。哀乎！趋世之士，驰竞浮华，不固根本，忘躯徇物，危若冰谷，至于是也。

【白话讲解】

每当我阅览秦越人入虢国，为虢国太子治病，到齐国望齐王面色而知病的记载时，无不感慨、赞叹他的医术高超。感慨之余总是惊叹现在的人们，不潜心研究医药、医术，以便上疗君亲之病，下救百姓之疾，中以维护身体健康、保养生命，而只是拼命争逐荣华权势，一心仰慕权贵豪门，追求名利，崇尚修饰这些表面的东西，而忽视生命的根本，使外表华美而体内枯槁。若皮肤都不复存在了，毛又将附在哪里呢？一旦突然遭受外来的邪气，染上不平常的疾病，这才震惊战栗。于是，降志屈节，虔诚地寄望于巫医来消灾去疾。巫医技穷，则归咎于天命，束手待死。更加可叹的是，有的人把自己宝贵的生命交给庸医，听任他的摆布。人死，精神灭，含冤九泉之下，活着的人只能为他伤心流涕，真是痛心啊！

整个社会都混混沌沌，没有谁能觉悟，不珍惜自己的生命，他们如此轻生，哪里还谈得上什么荣华富贵和权势呢？这些人进不能爱护了解他人，退不能珍惜了解自己，一旦遭遇病祸，身处困境，则愚昧无知，愚蠢得像没有头脑的人一样，真可悲啊！那些趋炎附势的人们，一生都在为虚伪浮华的名利权势而奔波，根本不注意生命这个根本的保养，危险得如履薄冰、如临深谷，竟到了如此严重的地步啊！

余宗族素多，向余二百。建安纪年以来，犹未十稔，其死亡者，三分有二，伤寒十居其七。感往昔之沦丧，伤横夭之莫救。乃勤求古训，博采众方，撰用《素问》《九卷》《八十一难》《阴阳大论》《胎胪药录》，并平脉辨证，为《伤寒杂病论》，合十六卷。虽未能尽愈诸病，庶可以见病知源，若能寻余所集，思过半矣。

【白话讲解】

我的宗族本来人很多，从前有二百多人。但从建安元年以来，不足十年的时间里，宗族中就有三分之二的人死去了，其中患伤寒病的占十分之七。为以往兴旺家族的沦落衰亡而感慨，为横遭夭折的人未能得到拯救而悲哀。于是，发奋研究古代的医书，广泛汲取各种治疗方法，依据《素问》《九卷》《八十一难》《阴阳大论》《胎胪药录》等有关内容，并且结合自己诊脉辨证的体会，写成《伤寒杂病论》共十六卷，虽然不能全部治愈各种疾病，或许可以据其察病知源。若能运用此书，就可以弄懂一大半治病的道理了。

夫天布五行，以运万类；人禀五常，以有五脏；经络腑俞，阴阳会通；玄冥幽微，变化难极。自非才高识妙，岂能探其理致哉！上古有神农、黄帝、岐伯、伯高、雷公、少俞、少

师、仲文，中世有长桑、扁鹊，汉有公乘阳庆及仓公，下此以往，未之闻也。观今之医，不念思求经旨，以演其所知，各承家技，终始顺旧；省疾问病，务在口给；相对斯须，便处汤药；按寸不及尺，握手不及足；人迎趺阳，三部不参；动数发息，不满五十。短期未知决诊，九候曾无仿佛；明堂阙庭，尽不见察，所谓窥管而已。夫欲视死别生，实为难矣。

孔子云：生而知之者上，学则亚之。多闻博识，知之次也。余宿尚方术，请事斯语。

【白话讲解】

自然界通过分布的金、木、水、火、土五行来生化万物；人禀五行之气而有五脏；人身的脏腑、经络和腧穴，它们阴阳、表里、上下、内外交会贯通；其道理玄妙深奥，千变万化难以穷尽；假若不是见识高妙的人，那么高深的道理怎么能掌握呢！像这样的人，上古时代有神农、黄帝、岐伯、伯高、雷公、少俞、少师、仲文，中世纪也有长桑君和扁鹊，汉代有公乘阳庆和仓公，除此以外，再未听说了。再看当今的医生，不去考虑探求经典要义以扩展自己的知识，只是各自继承自己的家传技艺，始终保守陈规旧法。

给人看病询问病情，只求口头上应付病家，对着病人诊视片刻，便开方处药；诊脉只按寸部不及尺部，只摸手部脉而不管足部脉；人迎、寸口、趺阳三部脉不相互参照；定脉的至数不满五十就停止了切脉。不能明确诊断短期内的病情；各部脉象竟无一点模糊的印象；明堂、阙庭等部位都没有诊察。这些就是古人所说的“以管观天”了。这样的人要想区别生死，救人性命，实在是太难了啊！

孔子说：一生下来就很聪明的人，为上等；通过学习而知者，则次一等；多闻广记而知者，又次一等。我一向崇尚医术，愿奉行并进行讲解。

辨太阳病脉证并治上

太阳病脉证并治主要是讨论太阳病的临床表现、证候类型及其治疗。太阳病，是人体感受外邪，正邪交争于人体浅表部位而出现的病证，为外感病的初期。故《伤寒论》把太阳病列为六经证治的第一阶段。

仲景把太阳病的基本特点概况为“脉浮，头项强痛而恶寒”。其病理机制是卫外不固，营卫不调，卫阳浮盛于外以抗邪，同时为风寒外邪郁遏，并太阳经气不利。由于病人的体质强弱不同，感受外邪的轻重亦不同，故可将太阳病本证分为三种类型：其一是太阳中风证；其二是太阳伤寒证；其三是表郁轻证。

太阳表证可出现各种变证，提示太阳病具有复杂多变的一面，故需早期正确治疗。

太阳病本证的治疗原则是辛温解表。太阳中风证治以解表祛风，调和营卫，方用桂枝汤；太阳伤寒证治以辛温发汗，宣肺平喘，方用麻黄汤；表郁轻证治以辛温小发其汗，方用桂枝麻黄各半汤。太阳病兼证的治疗原则是在主治方中随兼证进行加减。

（1）太阳之为病，脉浮，头项强痛而恶寒。

（2）太阳病，发热，汗出，恶风，脉缓者，名为中风。

（3）太阳病，或已发热，或未发热，必恶寒，体痛，呕逆，脉阴阳俱紧者，名为伤寒。

【白话讲解】

（1）太阳病的基本证候特征为脉象浮、头痛、颈项拘急不舒、恶寒。

（2）太阳病，发热，汗出，恶风，脉象浮缓的，称为中风。

（3）太阳病，已经发热，或者还未发热，恶寒，身体疼痛，呕逆，无汗，寸关尺三部脉象均浮紧的，称为伤寒。

（4）伤寒一日，太阳受之，脉若静者，为不传；颇欲吐，若躁烦，脉数急者，为传也。

（5）伤寒二三日，阳明、少阳证不见者，为不传也。

【白话讲解】

（4）外感病第一天，邪在太阳，如果脉证在太阳未变的，这是疾病未发生传变的表现。如果病人总想呕吐、烦躁不安、脉象数而急疾，为邪气传里之象，表示病已传变。

（5）外感病二三天，已到邪传阳明、少阳之期，如果不见阳明、少阳病见证，而只见太阳病证候的，表示病未传变。

（6）太阳病，发热而渴，不恶寒者为温病。若发汗已，身灼热者，名风温。风温为病，脉阴阳俱浮，自汗出，身重，多眠睡，鼻息必鼾，语言难出。若被下者，小便不利，直视失溲。若被火者，微发黄色，剧则如惊痫，时瘈疭，若火熏之。一逆尚引日，再逆促命期。

【白话讲解】

（6）太阳病，出现发热、口渴、不怕冷的，叫温病。如果发汗后，身体灼热的，叫风温病。患风温病后，可出现寸尺部脉象均浮盛、自汗出、身体沉重、时时嗜睡、呼吸时鼻有鼾声、说话困难等表现。如果误用攻下，耗伤阴液，就会出现小便短少不通畅，两目直视、大便失禁等表现。如果误用火攻，就会使邪热更炽，火热内攻，轻者会引起肌肤发黄，重者会引起手足阵发抽搐，好像惊痫发作一样，肤色发黄很深，如烟火熏过的一样。一次误治，病人尚可苟延时日，反复误治，就会断送病人的性命。

（7）病有发热恶寒者，发于阳也；无热恶寒者，发于阴也。发于阳，七日愈。发于阴，六日愈。以阳数七，阴数六故也。

（8）太阳病，头痛至七日以上自愈者，以行其经尽故也。若欲作再经者，针足阳明，使经不传则愈。

（10）风家，表解而不了了者，十二日愈。

【白话讲解】

（7）患外感病，如果出现发热恶寒的症状，是病在阳经的表现；如果出现无热恶寒的症状，是病在阴经的表现。病在阳经的，大约七天可以痊愈；病在阴经的，大约六天可以痊愈。这是因为七属于阳数，六属于阴数的缘故。

（8）太阳病，头痛超过七天而自行痊愈的，是邪气行经太阳经的缘故。如果邪气未尽，有向阳明经传变的趋势，可以针刺足阳明经穴，使经气疏通，抗邪力增强，邪气不能内传阳明，疾病就会痊愈。

（10）容易患太阳中风的人，若表证解除以后，身体仍感觉不舒适的，需休息静养，待正气恢复，邪气渐去，则自可康复。

（12）太阳中风，阳浮而阴弱，阳浮者，热自发，阴弱者，汗自出，啬啬恶寒，淅淅恶风，翕翕发热，鼻鸣干呕者，桂枝汤主之。

（13）太阳病，头痛，发热，汗出，恶风，桂枝汤主之。

【白话讲解】

（12）太阳中风证的发病机制是卫阳抗邪而浮盛于外，营阴不能内守而弱于内，卫阳浮盛于外则发热，营阴不能内守则汗自出，出现畏缩怕冷，啬啬畏风，像羽毛覆盖身上一样发热，鼻塞气息不利，干呕等症状者，可用桂枝汤治疗。

（13）太阳病，只要出现头痛、发热、汗出、恶风的，就可以用桂枝汤治疗。

（14）太阳病，项背强几几，反汗出恶风者，桂枝加葛根汤主之。

【白话讲解】

（14）太阳病，项背部拘紧不柔和、俯仰不能自如者，本应当无汗，今反而出现汗出、怕风等太阳中风证的，可用桂枝加葛根汤治疗。

（15）太阳病，下之后，其气上冲者，可与桂枝汤，方用前法。若不上冲者，不得与之。

（16）太阳病三日，已发汗，若吐、若下、若温针，仍不解者，此为坏病，桂枝不中与之也。观其脉证，知犯何逆，随证治之。桂枝本为解肌，若其人脉浮紧，发热汗不出者，不可与之也。常须识此，勿令误也。

【白话讲解】

（15）太阳病，误用了泻下药之后，病人自觉胸中有气逆上冲感觉的，可以用桂枝汤治疗，服药方法同前。如果误下后没有气逆上冲感觉的，则不能用桂枝汤治疗。

（16）太阳病第三天，已经用了发汗的方法，或者用了吐法，或者用了攻下法，或者用了温针的方法，病情仍然不解除的，这就是坏病，桂枝汤已不再适用。对于坏病，应该详细诊察其脉象、症状，了解使用了何种错误治法及演变为了何种病症，因证立法，随证治疗。桂枝汤本来是解肌和营的方剂，适用于太阳中风证。如果病人脉象浮紧、发热、汗不出的，属太阳伤寒证，不可用桂枝汤治疗。医者务须经常记住这一点，千万不要发生错误。

（17）若酒客病，不可与桂枝汤，得之则呕，以酒客不喜甘故也。

（18）喘家，作桂枝汤，加厚朴杏子佳。

（19）凡服桂枝汤吐者，其后必吐脓血也。

【白话讲解】

（17）平素嗜酒的人，如果患了太阳中风

证，不应用桂枝汤治疗，如果服用了桂枝汤，就会出现呕吐，这是因为嗜酒的人多湿热内蕴，而桂枝汤是辛甘温之剂，用后更助热留湿的缘故。

（18）宿有喘疾的病人，患了太阳中风证，引动喘疾发作的，用桂枝汤加厚朴、杏仁治疗最好。

（19）凡是内热炽盛的病人，如果服用桂枝汤而发生呕吐的，以后可能会出现吐脓血的变证。

（20）太阳病，发汗，遂漏不止，其人恶风，小便难，四肢微急，难以屈伸者，桂枝加附子汤主之。

（21）太阳病，下之后，脉促胸满者，桂枝去芍药汤主之。

（22）若微恶寒者，桂枝去芍药加附子汤主之。

【白话讲解】

（20）太阳病，发汗太过，可导致病人出现汗出淋漓不止、怕冷、小便短少、四肢微感拘急疼痛、屈伸困难等表现，若此时头痛、发热等表证仍然存在的，可用桂枝加附子汤治疗。

（21）太阳病，误用攻下之后，出现脉象急促、短促，胸部胀闷的，可用桂枝去芍药汤治疗。

(22)如果误下后出现胸部满闷、脉微、畏风寒较重的，可用桂枝去芍药加附子汤治疗。

(23)太阳病，得之八九日，如疟状，发热恶寒，热多寒少，其人不呕，清便欲自可，一日二三度发。脉微缓者，为欲愈也；脉微而恶寒者，此阴阳俱虚，不可更发汗、更下、更吐也；面色反有热色者，未欲解也，以其不能得小汗出，身必痒，宜桂枝麻黄各半汤。

【白话讲解】

(23)太阳病，已经得了八九天，病人发热怕冷，发热的时间较长，怕冷的时间较短，一天发作二三次，好像疟疾一样，病人不呕吐，大小便正常，这是邪气郁滞在表的表现。此时，如果脉象渐趋调匀和缓的，是邪气去、正气复的征象，疾病将要痊愈。如果脉象微弱而怕冷的，这是表里阴阳均虚，可能系误用汗、吐、下所致，因此，就不能再用发汗、攻下、涌吐的方法治疗了。如果面部反而出现红色的，表明邪气仍郁滞在肌表未能解除，病人不能少量出汗，皮肤还一定有瘙痒的症状，此时适宜用桂枝麻黄各半汤治疗。

(24)太阳病，初服桂枝汤，反烦不解者，先刺风池、风府，却与桂枝汤则愈。

(25)服桂枝汤，大汗出，脉洪大者，与桂枝汤如前法。若形似疟，一日再发者，汗出必解，宜桂枝二麻黄一汤。

【白话讲解】

（24）太阳病，服了一遍桂枝汤，不仅表证不解，反而增添了烦闷不安的感觉，这是邪气郁滞太甚所致。治疗应当先针刺风池、风府，以疏经泄邪，然后再给予桂枝汤就可以痊愈了。

（25）服桂枝汤发汗，汗不遵法，出现大汗出、脉象洪大，而发热、恶寒、头痛等表证仍然存在的，为病仍在表的表现，仍应给予桂枝汤治疗，服药方法同前。如果病人发热怕冷，发热的时间长，怕冷的时间短，好像发疟疾一样，一天发作两次的，用小发汗法就能治愈，适宜用桂枝二麻黄一汤。

（26）服桂枝汤，大汗出后，大烦渴不解，脉洪大者，白虎加人参汤主之。

（27）太阳病，发热恶寒，热多寒少。脉微弱者，此无阳也，不可发汗，宜桂枝二越婢一汤。

【白话讲解】

（26）太阳中风证，服了桂枝汤后，汗出得很多，病人出现心烦口渴严重、饮水不能缓解、脉象洪大的，可用白虎加人参汤治疗。

（27）太阳病，发热怕冷，发热的时间长，怕冷的时间短，如果病人脉象微弱的，这是阳气虚弱的表现，不能用发汗法治疗，可用桂枝二越婢一汤治疗。

（28）服桂枝汤，或下之，仍头项强痛，翕翕发热，无汗，心下满，微痛，小便不利者，桂枝去桂加茯苓白术汤主之。

（29）伤寒脉浮，自汗出，小便数，心烦，微恶寒，脚挛急，反与桂枝欲攻其表，此误也。得之便厥，咽中干，烦躁，吐逆者，作甘草干姜汤与之，以复其阳；若厥愈足温者，更作芍药甘草汤与之，其脚即伸；若胃气不和，谵语者，少与调胃承气汤；若重发汗，复加烧针者，四逆汤主之。

【白话讲解】

（28）服了桂枝汤，或使用了泻下法后，病人仍然头痛，项部拘急不柔和，像皮毛覆盖身上一样发热，无汗，胃脘部胀满，微感疼痛，小便不通畅的，可用桂枝去桂加茯苓白术汤治疗。

（29）伤寒病，症见脉浮、自汗出、小便频数、心烦、轻微怕冷、两小腿肚拘急疼痛、难以屈伸的，是太阳中风兼阳虚阴亏证，治当扶阳解表，若单用桂枝汤来解表，则是错误的治法，病人会出现四肢冰冷，咽喉干燥、烦躁不安、呕吐等症状，此乃误治导致阴阳两虚的表现。治疗应当先给予甘草干姜汤，来复阳气，如果服了甘草干姜汤后四肢厥冷转愈而见两腿温暖的，说明阳气已复。然后，再给予芍药甘草汤来复阴，阴液恢复，病人两小腿肚拘急疼痛解除，两腿即可自由伸展。假如误汗伤津，致肠胃燥实而气机不调和，出现谵言妄语等见症的，可予少量调胃承气汤治疗。如果反复发汗，再加上用烧针强迫发汗，汗多亡阳，导致少阴阳衰的，应当用四逆汤治疗。

辨太阳病脉证并治中

（31）太阳病，项背强几几，无汗恶风，葛根汤主之。

（32）太阳与阳明合病者，必自下利，葛根汤主之。

（33）太阳与阳明合病，不下利，但呕者，葛根加半夏汤主之。

【白话讲解】

（31）太阳病，项背部拘紧不柔和，俯仰不能自如，无汗恶风的，可用葛根汤治疗。

（32）太阳与阳明两经同时感受外邪而发病，症见发热、恶寒、头痛、无汗等表证，又见腹泻的，可用葛根汤治疗。

（33）太阳与阳明两经同时感受外邪而发病，症见发热、恶寒、头痛、无汗等表证，又见呕吐而不腹泻的，可用葛根加半夏汤治疗。

（34）太阳病，桂枝证，医反下之，利遂不止，脉促者，表未解也。喘而汗出者，葛根黄芩黄连汤主之。

【白话讲解】

（34）太阳病，证属桂枝汤证，本当用汗法，医生却反而用下法，导致腹泻不止，脉象急促、短促的，是表证尚未解除的表现，如果出现气喘、汗出等内热证的，可用葛根黄芩黄连汤治疗。

（35）太阳病，头痛发热，身疼腰痛，骨节疼痛，恶风无汗而喘者，麻黄汤主之。

（36）太阳与阳明合病，喘而胸满者，不可下，宜麻黄汤。

（37）太阳病，十日以去，脉浮细而嗜卧者，外已解也。设胸满胁痛者，与小柴胡汤。脉但浮者，与麻黄汤。

【白话讲解】

（35）太阳病，头痛、发热、身体疼痛，腰痛，关节疼痛，怕风，无汗而气喘，脉浮紧的，属太阳伤寒证，可用麻黄汤治疗。

（36）太阳与阳明同时感受外邪而发病，出现气喘而胸部胀闷的，表明表邪郁闭较甚，病情偏重于表，不可攻下，宜用麻黄汤发汗解表。

（37）太阳病，已经过了十天，如果脉象由浮紧转为浮细，总想睡觉的，是表证已经解除的征象；如果出现胸胁满闷疼痛的，是病转少阳的征象，可用小柴胡汤治疗；如果仅见脉浮等表证的，是病仍在太阳的征象，可用麻黄汤治疗。

（38）太阳中风，脉浮紧，发热恶寒，身疼痛，不汗出而烦躁者，大青龙汤主之。若脉微弱，汗出恶风者，不可服之。服之则厥逆，筋惕肉瞤，此为逆也。

（39）伤寒脉浮缓，身不疼，但重，乍有轻时，无少阴证者，大青龙汤发之。

【白话讲解】

（38）太阳病感受风邪，如果出现脉象浮紧，发热，怕冷，身体疼痛，周身无汗，心中烦躁不安等症的，属于太阳伤寒兼有郁热证，可用大青龙汤治疗。如果出现脉象微弱、汗出怕风等症的，属于表里俱虚证，不能服大青龙汤。如果误服，就会大汗亡阳，出现四肢冰冷，全身筋肉跳动的表现，这就是误治的变证。

（39）外感风寒之邪，症见脉象浮缓，身体不疼痛，仅感沉重，偶有减轻，如果有发热、畏寒、无汗、烦躁等主证，而又无少阴征象的，可用大青龙汤治疗。

（40）伤寒表不解，心下有水气，干呕，发热而咳，或渴，或利，或噎，或小便不利，少腹满，或喘者，小青龙汤主之。

（41）伤寒，心下有水气，咳而微喘，发热不渴。服汤已渴者，此寒去欲解也。小青龙汤主之。

【白话讲解】

（40）外感病，太阳表证未解，而又水饮停聚，出现发热、怕冷、咳嗽、干呕，或见口渴，或见腹泻，或见咽喉梗塞不畅，或见小便不通畅、小腹部胀满，或见气喘的，可用小青龙汤治疗。

（41）外感病，表证未解，水饮停聚，症见咳嗽、气喘、发热、畏寒、口不渴的，可用小青龙汤治疗。如果服小青龙汤后口渴的，是外寒得去，内饮得化，病情将要解除的征象。

（42）太阳病，外证未解，脉浮弱者，当以汗解，宜桂枝汤。

（43）太阳病，下之微喘者，表未解故也，桂枝加厚朴杏子汤主之。

（44）太阳病，外证未解，不可下也，下之为逆。欲解外者，宜桂枝汤。

（45）太阳病，先发汗不解，而复下之，脉浮者不愈。浮为在外，而反下之，故令不愈。今脉浮，故在外，当须解外则愈，宜桂枝汤。

【白话讲解】

（42）太阳病，表证没有解除，发热、恶

寒、头痛等症仍在，而见脉浮弱的，应当用解肌发汗法治疗，适宜用桂枝汤。

（43）太阳病，误用攻下法，表证未除，而又出现轻度气喘的，这是由于表邪郁闭、内迫于肺的缘故，可用桂枝加厚朴杏子汤治疗。

（44）太阳病，表证没有解除的，不可使用攻下法。如果使用攻下法，就违背了治疗规律，属于误治。如果要解除表邪，适宜用桂枝汤治疗。

（45）太阳病，若先使用发汗法治疗而表证未解，而后又使用泻下法治疗，下后脉象仍浮的，是疾病还没有痊愈的表现。这是因为，脉浮主病在表，应用汗法以解表散邪，却反而用泻下法治疗，所以不能治愈。现在虽经误下，但脉象仍浮，所以可以推断邪未内陷，其病仍在表，应当解表才能治愈，适宜用桂枝汤治疗。

（46）太阳病，脉浮紧，无汗，发热，身疼痛，八九日不解，表证仍在，此当发其汗。服药已微除，其人发烦目瞑，剧者必衄，衄乃解。所以然者，阳气重故也。麻黄汤主之。

（47）太阳病，脉浮紧，发热，身无汗，自衄者，愈。

【白话讲解】

（46）太阳病，脉象浮紧，无汗、发热，身体疼痛，病情迁延八九天而不除，表证证候仍然存在的，仍应当用发汗法，可用麻黄汤治疗。服了麻黄汤以后，病人病情已稍微减轻，出现心中烦躁、闭目懒睁的症状，严重的会出现鼻衄，衄血后，邪气得以外泄，其病才能解除。之所以出现这种情况，是邪气郁滞太甚的缘故。

（47）太阳病，脉象浮紧，发热，不出汗，如果自行出现衄血的，邪气因衄血而外泄，疾病就可痊愈。

（49）脉浮数者，法当汗出而愈。若下之，身重心悸者，不可发汗，当自汗出乃解。所以然者，尺中脉微，此里虚，须表里实，津液自和，便自汗出愈。

（50）脉浮紧者，法当身疼痛，宜以汗解之。假令尺中迟者，不可发汗。何以知然？以荣气不足，血少故也。

【白话讲解】

（49）脉象浮数，为病在表，照理应当用发汗法治疗，汗解邪散，则疾病自可痊愈。如果反而用泻下法治疗，误下损伤在里的阳气，出现身体沉重、心慌的表现，则不能再用发汗法治疗，此时，应扶正补虚，使正气充实，津液自和，就能自然汗出而病愈。之所以这样，是因为病人尺部脉象微细，这是里虚的征象，所以必须予以治疗，待表里正气充盛，津液自和，便能自然汗出而病愈。

（50）脉象浮紧的，是太阳伤寒证的脉象，照理应当出现身体疼痛等太阳伤寒见证，宜用发汗法来解表祛邪。如果尺部脉迟的，则不能发汗。为什么呢？因为迟脉主营气不足、阴血虚少，发汗会更伤营血，引起变证。

（51）脉浮者，病在表，可发汗，宜麻黄汤。

（52）脉浮而数者，可发汗，宜麻黄汤。

【白话讲解】

（51）脉象浮的，主病在表，可用发汗法治疗，如见发热、畏寒、身疼痛、无汗等太阳伤寒见证的，适宜用麻黄汤治疗。

（52）脉象浮而数的，主病在表，可用发汗法治疗，如见发热、畏寒、头身疼痛、无汗等太阳伤寒见证的，适宜用麻黄汤治疗。

（53）病常自汗出者，此为荣气和，荣气和者，外不谐，以卫气不共荣气谐和故尔。以荣行脉中，卫行脉外。复发其汗，荣卫和则愈。宜桂枝汤。

（54）病人脏无他病，时发热，自汗出而不愈者，此卫气不和也。先其时发汗则愈，宜桂枝汤。

【白话讲解】

（53）病人经常自汗出，这是卫气不能外

固，营阴不能内守，以致营卫失调的缘故。因为营行于脉中，卫行于脉外，卫主卫外，营主营养内守，营卫相互协调方能健康无病。因此，必须使用发汗的方法，使不相协调的营卫重趋调和，则病可痊愈，适宜用桂枝汤治疗。

（54）病人内脏没有其他的疾病，时而发热，自汗出而不能痊愈的，这是卫气不和，不能卫外为固的缘故。可在病人发热汗出之前，用桂枝汤发汗，使营卫重趋调和，则病可愈。

（55）伤寒，脉浮紧，不发汗，因致衄者，麻黄汤主之。

（56）伤寒，不大便六七日，头痛有热者，与承气汤。其小便清者，知不在里，仍在表也，当须发汗。若头痛者，必衄，宜桂枝汤。

（57）伤寒，发汗已解，半日许复烦，脉浮数者，可更发汗，宜桂枝汤。

【白话讲解】

（55）太阳伤寒证，脉象浮紧，未使用发汗法治疗，而出现衄血，衄血后表证仍未解的，可以用麻黄汤治疗。

（56）外感病，不解大便六七天，头痛发热，如果小便黄赤的，是阳明里热结实的征象，可用承气汤泄其在里的实热。如果小便清白的，是内无邪热的征象，病不在里，仍然在表，应当用发汗法治疗。如果头痛、发热等症持续不解的，表示表邪郁滞较甚，可能会出现衄血症，可用桂枝汤治疗。

（57）太阳伤寒证，使用了发汗法后，病症已经解除。过了半天，病人又出现发热，脉象浮数等表证的，可以再发汗，适合用桂枝汤治疗。

（58）凡病，若发汗，若吐，若下，若亡血，亡津液，阴阳自和者，必自愈。

（59）大下之后，复发汗，小便不利者，亡津液故也。勿治之，得小便利，必自愈。

（60）下之后，复发汗，必振寒，脉微细。所以然者，以内外俱虚故也。

【白话讲解】

（58）凡是疾病，用发汗法，或用涌吐法，或用泻下法治疗，而致耗血、伤津液的，如果阴阳能够自趋调和的，就一定能够痊愈。

（59）用峻泻药攻下后，又再发汗，出现小便短少的，这是误下复汗后损伤津液的缘故，不能用通利小便的方法治疗。待其津液恢复而小便通畅，就一定会自然痊愈。

（60）泻下之后，又行发汗，出现畏寒战栗、脉象微细的，这是误下复汗，导致阴阳俱虚的缘故。

（61）下之后，复发汗，昼日烦躁不得眠，

夜而安静，不呕，不渴，无表证，脉沉微，身无大热者，干姜附子汤主之。

（62）发汗后，身疼痛，脉沉迟者，桂枝加芍药、生姜各一两，人参三两新加汤主之。

【白话讲解】

（61）误用泻下之后，又误发其汗，病人出现白天烦躁、不能安静睡眠，夜晚精神萎靡、昏昏欲睡而不烦躁，不作呕，无口渴，没有表证，脉象沉微，身有微热等症的，可用干姜附子汤治疗。

（62）发汗以后，出现身体疼痛、脉象沉迟的，是发汗太过，营气损伤的征象，可用桂枝加芍药、生姜各一两，人参三两新加汤治疗。

（63）发汗后，不可更行桂枝汤。汗出而喘，无大热者，可与麻黄杏仁甘草石膏汤。

（64）发汗过多，其人叉手自冒心，心下悸，欲得按者，桂枝甘草汤主之。

（65）发汗后，其人脐下悸者，欲作奔豚，茯苓桂枝甘草大枣汤主之。

【白话讲解】

（63）发汗以后，不能再用桂枝汤治疗。若病人出现汗出、气喘的表现，而畏寒、头痛等表证已无的，为热邪壅肺所致，可用麻黄杏仁甘草石膏汤治疗。

（64）发汗太甚，汗出太多，致心阳虚弱，病人出现双手交叉覆盖心胸部位，心慌不宁，须用手按压方感舒适的，可用桂枝甘草汤治疗。

（65）发了汗以后，病人出现脐下跳动不宁，好像奔豚将要发作的征象，可用茯苓桂枝甘草大枣汤治疗。

（66）发汗后，腹胀满者，厚朴生姜半夏甘草人参汤主之。

（67）伤寒若吐，若下后，心下逆满，气上冲胸，起则头眩，脉沉紧，发汗则动经，身为振振摇者，茯苓桂枝白术甘草汤主之。

【白话讲解】

（66）发了汗以后，出现腹部胀满的，可用厚朴生姜半夏甘草人参汤治疗。

（67）外感病，经过涌吐，或泻下以后，出现胃脘部胀满不适，气逆上冲胸膈，起立时就感头昏目眩，脉象沉紧的，可用茯苓桂枝白术甘草汤治疗。如果误用发汗法治疗，就会耗伤经脉之气，出现身体震颤摇晃、站立不稳的变证。

（68）发汗，病不解，反恶寒者，虚故也，芍药甘草附子汤主之。

（69）发汗，若下之，病仍不解，烦躁者，茯苓四逆汤主之。

【白话讲解】

（68）使用发汗法，病还没有解除，反而出现畏寒、脉沉微细等症状的，这是正气不足、阴阳两虚的缘故，可用芍药甘草附子汤治疗。

（69）经用发汗，或泻下以后，病仍然不解除，出现烦躁不安、恶寒、肢冷、腹泻、脉沉微细等见症的，可用茯苓四逆汤治疗。

（71）太阳病，发汗后，大汗出，胃中干，烦躁不得眠，欲得饮水者，少少与饮之，令胃气和则愈。若脉浮，小便不利，微热消渴者，五苓散主之。

（72）发汗已，脉浮数，烦渴者，五苓散主之。

（73）伤寒，汗出而渴者，五苓散主之；不渴者，茯苓甘草汤主之。

（74）中风发热，六七日不解而烦，有表里证，渴欲饮水，水入则吐者，名曰水逆，五苓散主之。

【白话讲解】

（71）太阳病，使用发汗法，汗出很多，损伤津液，致胃中津液不足，出现烦躁不安、不能安静睡眠，口干想要喝水的，可以给予少量的水，使胃津恢复，胃气调和，则病可痊愈。如果出现脉象浮、轻微发热、怕冷、小便不通畅、口干饮水而不止的，是太阳蓄水证的征象，可用五苓散治疗。

（72）发过汗以后，出现脉象浮数、发热、心烦、口渴、小便不通畅的，可用五苓散治疗。

（73）外感病，出现发热、汗出而又口渴的，可用五苓散主治；出现口不渴，并见四肢冷、心悸等症的，可用茯苓甘草汤治疗。

（74）太阳中风证，经过六七天而不解除，既有发热、畏寒、头痛等表证，又有心烦、小便不利等里证，如果出现口渴想喝水，一喝水即呕吐的，就叫水逆，可用五苓散主治。

（76）发汗后，水药不得入口，为逆。若更发汗，必吐下不止。发汗吐下后，虚烦不得眠，若剧者，必反复颠倒，心中懊侬，栀子豉汤主之。若少气者，栀子甘草豉汤主之；若呕者，栀子生姜豉汤主之。

（77）发汗，若下之，而烦热，胸中窒者，栀子豉汤主之。

（78）伤寒五六日，大下之后，身热不去，心中结痛者，未欲解也，栀子豉汤主之。

（79）伤寒下后，心烦腹满，卧起不安者，栀子厚朴汤主之。

（80）伤寒，医以丸药大下之，身热不去，微烦者，栀子干姜汤主之。

（81）凡用栀子汤，病人旧微溏者，不可与服之。

【白话讲解】

（76）发汗以后，出现服药即吐，水药不能下咽的，这是误治的变证。如果再进行发汗，一定会出现呕吐，腹泻不止的见症。发汗，或涌吐，或泻下以后，无形邪热内扰，就会心烦不能安眠，严重的就会心中烦闷尤甚，翻来覆去，不可名状，可用栀子豉汤治疗。如果出现气少不足以息的，可用栀子甘草豉汤治疗；如果出现呕吐的，可用栀子生姜豉汤治疗。

（77）经过发汗，或泻下以后，出现心胸烦热不适，胸中板闷窒塞不舒的，是热郁胸膈、气机阻滞的征象，可用栀子豉汤主治。

（78）外感病，得了五六天，用峻泻药攻下后，身热不去，胃脘部疼痛的，是热郁胸膈，气机郁结不畅，其病尚未解除的征象，可用栀子豉汤治疗。

（79）外感病，使用泻下药以后，出现心烦不宁、腹部胀闷、坐卧不安的，是热郁胸膈、气滞于腹的征象，可用栀子厚朴汤治疗。

（80）太阳伤寒证，医生误用泻下丸药峻猛攻下，出现身热不退，轻度心烦不安，并见腹满痛，便溏等中寒证的，可用栀子干姜汤治疗。

（81）栀子豉汤是治疗热郁胸膈的有效方剂，但若病人素有脾胃虚弱，大便稀溏的表现，则应禁止使用此方。

（82）太阳病发汗，汗出不解，其人仍发

热，心下悸，头眩，身瞤动，振振欲擗地者，真武汤主之。

【白话讲解】

（82）太阳病，经用发汗，汗出而病不解除，病人仍有发热，心慌，头目昏眩，全身肌肉跳动，身体震颤摇晃，站立不稳，像要跌倒等症的，用真武汤治疗。

（83）咽喉干燥者，不可发汗。

（84）淋家，不可发汗，发汗必便血。

（85）疮家，虽身疼痛，不可发汗，汗出则痓。

（86）衄家，不可发汗，汗出必额上陷，脉急紧，直视不能眴，不得眠。

（87）亡血家，不可发汗，发汗则寒栗而振。

（88）汗家，重发汗，必恍惚心乱，小便已阴疼，与禹余粮丸。

（89）病人有寒，复发汗，胃中冷，必吐蛔。

【白话讲解】

（83）咽喉干燥的病人，多阴液不足，不能用发汗法治疗。

（84）久患淋病的病人，多阴虚下焦有热，不能用发汗法治疗。如果误用发汗，就会引起尿血的变证。

（85）久患疮疡的病人，多气血两亏，虽有身疼痛等表证，也不能用发汗法治疗。如果误用发汗，使气血更伤，就会出现颈项强急，角弓反张的痉病。

（86）久患衄血的病人，多阴虚火旺，不能用发汗法治疗。如果误发其汗，就会出现额部两旁凹陷处的动脉拘急、两眼直视、眼球不能转动、不能睡眠的变证。

（87）患出血疾患，经常出血的病人，多气血亏虚，不能用发汗法治疗。如果误用发汗，就会出现畏寒战栗的变证。

（88）平素爱出汗的病人，多属阳虚不固，不能用发汗法治疗。汗本出而又再发其汗，就会形成心神恍惚、心中烦乱不安、小便后尿道疼痛的变证，可用禹余粮丸治疗。

（89）病人素有内寒，不能用发汗法治疗。如果反发其汗，就会使胃中虚寒更甚，出现吐蛔的症状。

（90）本发汗，而复下之，此为逆也；若先发汗，治不为逆。本先下之，而反汗之，为逆；若先下之，治不为逆。

（91）伤寒，医下之，续得下利，清谷不止，身疼痛者，急当救里；后身疼痛，清便自调者，急当救表。救里宜四逆汤，救表宜桂枝汤。

(92) 病发热，头痛，脉反沉，若不差，身体疼痛，当救其里，四逆汤方。

【白话讲解】

(90) 本应先用发汗法治疗表证，然后再用泻下法治疗里证，却反先用泻下法治疗里证，这是错误的治疗原则；如果先用发汗法治疗表证，就是正确的治疗原则。本应先用攻下法治疗里证，然后用发汗法治疗表证，却反先用发汗法治疗表证，这是错误的治疗原则；如果先用泻下法治疗里证，就是正确的治疗原则。

(91) 太阳伤寒证，本应用发汗法治疗，医生却反而使用泻下法，致脾肾阳衰，出现腹泻完谷不化，泻下不止等表现，此时虽有身体疼痛等表证存在，但也应当急以治疗里证。经治疗后，里证解除，大便转正常，身体疼痛仍未去的，再治疗表证。治疗里证可用四逆汤，治疗表证可用桂枝汤。

(92) 病人有发热、头痛等表证，脉象反而见沉的，如果使用温经解表法治疗而不痊愈，反而增加身体疼痛的见证，就应当从里证论治，可用四逆汤方治疗。

(95) 太阳病，发热汗出者，此为荣弱卫强，故使汗出，欲救邪风者，宜桂枝汤。

(96) 伤寒五六日中风，往来寒热，胸胁苦满，嘿嘿不欲饮食，心烦喜呕，或胸中烦而不呕，或渴，或腹中痛，或胁下痞硬，或心下悸，小便不利，或不渴，身有微热，或咳者，小柴胡汤主之。

【白话讲解】

(95) 太阳病，发热汗出的，这是卫气浮盛于外与邪相争，卫外失固，营阴不能内守所致，治疗宜祛风散邪，适宜用桂枝汤。

(96) 外感风寒之邪，经过五六天，出现发热怕冷交替出现，胸胁满闷不舒，表情沉默，不思饮食，心中烦躁，总想呕吐，或者出现胸中烦闷而不作呕，或者口渴，或者腹中疼痛，或者胁下痞胀硬结，或者心慌、小便不通畅，或者口不渴，身体稍有发热，或者咳嗽的，为邪入少阳的征象，可用小柴胡汤治疗。

(97) 血弱气尽，腠理开，邪气因入，与正气相抟，结于胁下。正邪分争，往来寒热，休作有时，嘿嘿不欲饮食。脏腑相连，其痛必下，邪高痛下，故使呕也。小柴胡汤主之。服柴胡汤已，渴者，属阳明，以法治之。

【白话讲解】

(97) 气血虚弱，腠理开豁，邪气得以乘虚而入，与正气相搏结，留居在少阳经。正气与邪气相争，所以可出现发热、畏寒交替而作，发作与停止均有其时的表现；由于胆气内郁，影响脾胃，所以可出现表情沉默、不思饮食的表现；脏与腑相互关联，肝木乘脾土，所以可出现腹痛的表现。邪气在胆上，疼痛在腹在下，这就叫邪高痛下。胆热犯胃，所以可出现呕吐的表现，当用小柴胡汤治疗。服了小柴胡汤后，出现口渴欲饮等阳明见证的，表示病已转属阳明，必须按阳明的治法进行治疗。

（99）伤寒四五日，身热恶风，颈项强，胁下满，手足温而渴者，小柴胡汤主之。

（100）伤寒，阳脉涩，阴脉弦，法当腹中急痛，先与小建中汤。不差者，小柴胡汤主之。

（101）伤寒中风，有柴胡证，但见一证便是，不必悉具。凡柴胡汤病证而下之，若柴胡证不罢者，复与柴胡汤，必蒸蒸而振，却复发热汗出而解。

（102）伤寒二三日，心中悸而烦者，小建中汤主之。

【白话讲解】

（99）外感病，经过四五天，身体发热，怕风，颈项拘急不舒，胁下胀满，手足温暖而又口渴的，属三阳合病之证，用小柴胡汤主治。

（100）外感病，脉象浮取见涩、沉取见弦的，为中虚而少阳邪乘的征象，应当出现腹中拘急疼痛的表现，治疗应先给予小建中汤以温中健脾、调补气血，用药后少阳证仍不解的，再用小柴胡汤和解少阳。

（101）外感寒邪或风邪，有柴胡汤证的证候，只要见到一二个主证的，就可以确诊为柴胡汤证，不需要所有的证候都具备。凡是柴胡汤证而用攻下的，如果柴胡汤证仍然存在，可以仍给予柴胡汤进行治疗。服药后，正气借助药力与邪相争，一定会畏寒战栗，然后高热汗出而病解。

（102）患外感病二三天，心中悸动不宁、烦躁不安的，用小建中汤治疗。

（103）太阳病，过经十余日，反二三下之，后四五日，柴胡证仍在者，先与小柴胡汤。呕不止，心下急，郁郁微烦者，为未解也，与大柴胡汤，下之则愈。

（104）伤寒，十三日不解，胸胁满而呕，日晡所发潮热，已而微利，此本柴胡证，下之以不得利，今反利者，知医以丸药下之，此非其治也。潮热者，实也，先宜服小柴胡汤以解外，后以柴胡加芒硝汤主之。

【白话讲解】

（103）太阳病，邪传少阳十多天，医生反而多次攻下，又经过四五天，如果柴胡证仍然存在的，可先给予小柴胡汤治疗。如果出现呕吐不止，上腹部拘急疼痛、心中郁闷烦躁的，是少阳兼阳明里实，病情未能解除的征象，用大柴胡汤攻下里实，就可痊愈。

（104）外感病，经过十三天不解除，胸胁满闷而呕吐，午后发潮热，接着出现轻微腹泻。这本来是大柴胡汤证，应当用大柴胡汤攻下，医生却反而用峻下的丸药攻下，这是错误的治法。结果导致实邪未去而正气损伤，出现了潮热，腹泻等症状。潮热，是内有实邪的见证，治疗应当先服小柴胡汤以解除少阳之邪，然后用柴胡加芒硝汤治疗。

（106）太阳病不解，热结膀胱，其人如狂，血自下，下者愈。其外不解者，尚未可攻，当先解其外。外解已，但少腹急结者，乃可攻之，宜桃核承气汤。

（107）伤寒八九日，下之，胸满烦惊，小便不利，谵语，一身尽重，不可转侧者，柴胡加龙骨牡蛎汤主之。

【白话讲解】

（106）太阳病没有解除，邪热内入与瘀血互结于下焦膀胱部位，出现发狂，如果病人能自行下血的，就可痊愈。如果表证还没有解除的，尚不能攻里，应当先解表，待表证解除后，只有小腹拘急硬痛等里证的，才能攻里，适宜用桃核承气汤治疗。

（107）外感病八九天，误用攻下，出现胸部满闷、烦躁惊惕不安、小便不通畅、谵语、全身沉重、不能转侧的，可用柴胡加龙骨牡蛎汤治疗。

（112）伤寒脉浮，医以火迫劫之，亡阳，必惊狂，卧起不安者，桂枝去芍药加蜀漆牡蛎龙骨救逆汤主之。

（117）烧针令其汗，针处被寒，核起而赤者，必发奔豚。气从少腹上冲心者，灸其核上各一壮，与桂枝加桂汤，更加桂二两也。

（118）火逆下之，因烧针烦躁者，桂枝甘草龙骨牡蛎汤主之。

【白话讲解】

（112）太阳伤寒证，脉象浮，本应当发汗解表，医生却用火治法强迫发汗，导致心阳外亡、神气浮越，出现惊恐狂乱、坐卧不安的，可用桂枝去芍药加蜀漆牡蛎龙骨救逆汤治疗。

（117）用烧针的方法强使病人出汗，致心阳损伤、下寒上逆的，一定会发作奔豚，出现气从少腹上冲心胸、时作时止的症状。同时，由于针刺的部位被寒邪侵袭，所以该部位会肿起红包块。在治疗上，可内服汤药，用桂枝加桂汤；或外用灸法，在肿起的包块上各灸一艾炷。

（118）误用火攻而又行攻下，因火攻发汗致心阳损伤，出现烦躁不安的，可用桂枝甘草龙骨牡蛎汤治疗。

（124）太阳病六七日，表证仍在，脉微而沉，反不结胸，其人发狂者，以热在下焦，少腹当硬满，小便自利者，下血乃愈。所以然者，以太阳随经，瘀热在里故也，抵当汤主之。

（125）太阳病，身黄，脉沉结，少腹硬，小便不利者，为无血也。小便自利，其人如狂者，血证谛也，抵当汤主之。

（126）伤寒有热，少腹满，应小便不利，今反利者，为有血也，当下之，不可余药，宜抵当丸。

【白话讲解】

（124）太阳病，经过六七天，表证仍然存在，脉象沉滞不起，没有结胸的见症，神志发狂的，这是邪热与瘀血互结于下焦的征象，当有小腹部坚硬胀满、小便通畅等症，治疗上，攻下瘀血就可痊愈。之所以出现这种情况，是因为太阳之邪随经入里，邪热与瘀血互结于下焦的缘故。可用抵当汤治疗。

（125）太阳病，症见皮肤发黄，脉象沉结，小腹坚硬，如果小便不通畅的，则不是蓄血证，而是湿热发黄证；如果小便通畅，并有狂乱征兆的，则是蓄血发黄证无疑，可用抵当汤治疗。

（126）外感病，发热，小腹部胀满，如果水饮内蓄，则应当有小便不通畅的表现，现小便反而通畅，可判断为下焦蓄血证，应当攻下瘀血，不可用其他药物，适宜用抵当丸治疗。

辨太阳病脉证并治下

（128）问曰：病有结胸，有脏结，其状何如？答曰：按之痛，寸脉浮，关脉沉，名曰结胸也。

（131）病发于阳，而反下之，热入因作结胸；病发于阴，而反下之，因作痞也。所以成结胸者，以下之太早故也。结胸者，项亦强，如柔痓状，下之则和，宜大陷胸丸。

【白话讲解】

（128）问：病症有结胸，有脏结，它们的表现怎么样？答：胸脘部按之疼痛，寸部脉象浮，关部脉象沉，这就叫结胸。

（131）疾病在表却反而用攻下的方法治疗，邪热内入与水饮相结，因而形成结胸证。之所以形成结胸，是攻下太早的缘故。疾病在里，内无实邪，却反而用攻下的方法治疗，以致胃虚气逆，所以形成痞证。有结胸证的表现，如果出现项部拘急不柔和，与柔痉的症状相似的，用攻下的方法治疗就可痊愈，适宜用大陷胸丸。

（134）太阳病，脉浮而动数，浮则为风，数则为热，动则为痛，数则为虚。头痛发热，微盗汗出，而反恶寒者，表未解也，医反下之，动数变迟，膈内拒痛，胃中空虚。客气动膈，短气躁烦，心中懊侬，阳气内陷，心下因硬，则为结胸，大陷胸汤主之。若不结胸，但头汗出，余处无汗，剂颈而还，小便不利，身必发黄。

（135）伤寒六七日，结胸热实，脉沉而紧，心下痛，按之石硬者，大陷胸汤主之。

（136）伤寒十余日，热结在里，复往来寒热者，与大柴胡汤；但结胸，无大热者，此为水结在胸胁也。但头微汗出者，大陷胸汤主之。

（137）太阳病，重发汗而复下之，不大便五六日，舌上燥而渴，日晡所小有潮热，从心下至少腹硬满而痛，不可近者，大陷胸汤主之。

【白话讲解】

（134）太阳病，脉象浮而动数，脉浮主风邪在表，数主有热，动主痛，数又主虚，症见头痛发热，轻微盗汗，反而怕冷，这是太阳表证未解的征象。本应从表论治，医生反而用攻下的方法治疗，由于胃中空虚而无实邪，误下后邪气内陷，邪热与水饮相结于胸膈，所以出现了脉动数变迟，胸胁心下疼痛拒按，短气，烦躁不安的表现，这样就形成了结胸证，用大陷胸汤主治。如果不形成结胸，只见头部汗出，到颈部为止，其他部位不出汗，小便不通畅，身体发黄的，则是湿热郁蒸发黄证。

（135）外感病六七天，形成热实结胸证，脉象沉而紧，胸脘部疼痛，触按像石头一样坚硬的，可用大陷胸汤治疗。

（136）外感病十多天，邪热内结在里，又出现发热畏寒交替往来的，治疗用大柴胡汤。只有结胸证的表现，体表没有高热的，这是水与热互结在胸胁的征象，如果头上有轻微汗出，而全身无汗的，可用大陷胸汤治疗。

（137）太阳病，反复发汗而又行攻下，出现五六天不解大便，舌上干燥，口渴，午后微有潮热，从胃脘一直到少腹部坚硬胀满疼痛，不能用手触摸的，可用大陷胸汤治疗。

（138）小结胸病，正在心下，按之则痛，脉浮滑者，小陷胸汤主之。

（141）病在阳，应以汗解之，反以冷水潠之，若灌之，其热被劫不得去，弥更益烦，肉上粟起，意欲饮水，反不渴者，服文蛤散；若不差者，与五苓散。寒实结胸，无热证者，与三物小陷胸汤，白散亦可服。

【白话讲解】

（138）小结胸病的症状，是正当胃脘部位，用手触按感觉疼痛，脉象浮滑的，可用小陷胸汤治疗。

（141）病在表，应用发汗法解表祛邪，却反而用冷水喷洒浇洗来退热，热邪被水饮郁遏不能解除，使热更甚，怕冷，皮肤上起鸡皮疙瘩，想喝水，但又不很口渴的，可给予文蛤散治疗。如果服药后仍不好的，可以用五苓散治疗。寒实结胸，有结胸主证，没有热证表现的，可用三物小陷胸汤治疗，白散也可服用。

（143）妇人中风，发热恶寒，经水适来，得之七八日，热除而脉迟身凉，胸胁下满，如结胸状，谵语者，此为热入血室也，当刺期门，随其实而取之。

（144）妇人中风七八日，续得寒热，发作有时，经水适断者，此为热入血室，其血必结，故使如疟状，发作有时，小柴胡汤主之。

（145）妇人伤寒，发热，经水适来，昼日明了，暮则谵语，如见鬼状者，此为热入血室。无犯胃气及上二焦，必自愈。

【白话讲解】

（143）妇女外感风邪，症见发热恶寒，适逢月经来潮，经过七八天，发热退而身体凉，脉象变迟，胸胁下满闷疼痛，好像结胸一样，谵语的，这是热入血室的征象，应当针刺期门穴，以泄其实邪。

（144）妇人外感风邪，经过七八天，出现了发热怕冷定时发作的见症，月经恰在这时中止，这是热入血室的征象。因为邪热内入血室与血相结，所以发热怕冷定时发作，好像疟疾一样，可用小柴胡汤治疗。

（145）妇人外感寒邪，症见发热、畏寒等表证，正逢月经到来，病人白天神志清楚，夜晚谵语如见鬼神的，这是热入血室的征象，不可用汗吐下法损伤胃气及上二焦，每可热退身和而自愈。

（146）伤寒六七日，发热微恶寒，支节烦疼，微呕，心下支结，外证未去者，柴胡桂枝汤主之。

（147）伤寒五六日，已发汗而复下之，胸胁满，微结，小便不利，渴而不呕，但头汗出，往来寒热，心烦者，此为未解也，柴胡桂枝干姜汤主之。

【白话讲解】

（146）外感病六七天，发热，微微怕冷，四肢关节疼痛，微微作呕，胸脘部满闷如物支撑结聚，表证还未解除的，可用柴胡桂枝汤治疗。

（147）外感病五六天，已经发汗又用泻下，出现胸胁满闷微有硬结，口渴，不呕，头部出汗，发热畏寒交替而作，心中烦躁不安的，这是病没有解除的表现，可用柴胡桂枝干姜汤治疗。

（149）伤寒五六日，呕而发热者，柴胡汤证具，而以他药下之，柴胡证仍在者，复与柴胡汤。此虽已下之，不为逆，必蒸蒸而振，却发热汗出而解。若心下满而硬痛者，此为结胸也，大陷胸汤主之。但满而不痛者，此为痞，柴胡不中与之，宜半夏泻心汤。

（151）脉浮而紧，而复下之，紧反入里，则作痞。按之自濡，但气痞耳。

【白话讲解】

（149）外感病五六天，呕吐而发热的，则柴胡汤证已经具备，本应用柴胡汤治疗，却用其他药攻下，误下后如果柴胡汤证仍然存在的，可以再给予柴胡汤治疗。这虽然误用攻下，但尚未形成变证。由于误下正气受损，所以服小柴胡汤后，一定会出现先振振畏寒，继之蒸蒸发热，随之汗出而病解的战汗现象。如果误下后邪气内陷，与水饮相结，出现心下坚硬胀满疼痛的，这是结胸，可用大陷胸汤主治。如果误下损伤胃气，胃虚气逆，气结心下，出现胃脘胀满而不疼痛的，这是痞证，不能用柴胡汤治疗，适宜用半夏泻心汤。

（151）脉浮而紧，是太阳伤寒证之脉，应发汗解表，却反而用攻下法治疗，致表邪入里，因而形成痞证。因是无形气机痞塞所致，所以按之柔软不痛。

（152）太阳中风，下利呕逆，表解者，乃可攻之。其人漐漐汗出，发作有时，头痛，心下痞硬满，引胁下痛，干呕短气，汗出不恶寒者，此表解里未和也，十枣汤主之。

（154）心下痞，按之濡，其脉关上浮者，大黄黄连泻心汤主之。

（155）心下痞，而复恶寒汗出者，附子泻心汤主之。

【白话讲解】

（152）太阳中风，表证未解，又见下利、呕逆等水饮证的，证属表里同病，治当先解表，表证解后，才能攻逐在里的水饮。如果见微微出汗，定时而发，头痛，胃脘部痞结胀硬，牵引胸胁疼痛，干呕，短气，汗出不怕冷的，这是表证已解，而水饮停聚胸胁的征象，可用十枣汤治疗。

（154）胃脘部痞满，按之柔软，关部脉浮的，可用大黄黄连泻心汤治疗。

（155）胃脘部痞满，而又怕冷汗出的，可用附子泻心汤治疗。

（156）本以下之，故心下痞，与泻心汤。

痞不解，其人渴而口燥烦，小便不利者，五苓散主之。一方云，忍之一日乃愈。

（157）伤寒汗出，解之后，胃中不和，心下痞硬，干噫食臭，胁下有水气，腹中雷鸣，下利者，生姜泻心汤主之。

（158）伤寒中风，医反下之，其人下利，日数十行，谷不化，腹中雷鸣，心下痞硬而满，干呕，心烦不得安。医见心下痞，谓病不尽，复下之，其痞益甚。

此非结热，但以胃中虚，客气上逆，故使硬也。甘草泻心汤主之。

（159）伤寒服汤药，下利不止，心下痞硬。服泻心汤已，复以他药下之，利不止，医以理中与之，利益甚。理中者，理中焦，此利在下焦，赤石脂禹余粮汤主之。复不止者，当利其小便。

【白话讲解】

（156）本来因为误下，形成胃脘部痞满的，给予泻心汤治疗后，诸症便可消除，但如果痞满未消除，并见口干燥、心烦、小便不通畅的，这是水饮内蓄所致，可用五苓散治疗。有一方说，忍一日就痊愈了。

（157）伤寒表证，经用发汗，汗出表证已解，而胃气损伤，胃中不和，水食停滞，出现胃脘部痞满硬结、嗳气有食物腐臭气味、肠鸣较甚、腹泻的，可用生姜泻心汤治疗。

（158）太阳伤寒或中风证，本应发汗解表，医生反而用攻下法，损伤脾胃，导致病人一日腹泻数十次，泻下不消化食物，肠鸣厉害，胃脘部痞满硬结，干呕，心中烦躁不安。医生见胃部痞硬，认为是邪热内结，病邪未尽的征象，又行攻下，致痞胀更甚。这种情况不是邪热内结，而是中气虚弱，浊气上逆，气结心下所致，所以胃脘部痞硬，可用甘草泻心汤治疗。

（159）伤寒表证，服了泻下的汤药，导致腹泻不止，胃脘部痞胀硬结。医生用泻心汤治疗，又用其他药攻下，导致腹泻不止，后又以理中汤治疗，结果腹泻更甚。究其原因，是因为理中汤是治疗中焦虚寒腹泻证之剂，而此种下利责在下焦不固，应当用赤石脂禹余粮汤治疗。如果用赤石脂禹余粮汤治疗后仍然腹泻不止的，则恐怕属水湿内盛之腹泻，应当用分利小便法治疗。

（161）伤寒发汗，若吐若下，解后心下痞硬，噫气不除者，旋覆代赭汤主之。

（163）太阳病，外证未除，而数下之，遂协热而利，利下不止，心下痞硬，表里不解者，桂枝人参汤主之。

（164）伤寒大下后，复发汗，心下痞，恶寒者，表未解也，不可攻痞，当先解表，表解乃可攻痞。解表宜桂枝汤，攻痞宜大黄黄连泻心汤。

【白话讲解】

（161）太阳伤寒证，经用发汗，或涌吐，或攻下，表证已解，而胃气损伤，胃虚气逆，出现胃脘部痞胀而硬，嗳气不止的，可用旋覆代赭汤治疗。

（163）太阳病，表证未解，反而屡次攻下，致脾气损伤，出现腹泻不止，胃脘部痞结胀硬，而发热畏寒等表证仍在的，可用桂枝人参汤治疗。

（164）伤寒表证，用峻泻药攻下后，再发其汗，导致心下痞塞，如果有发热怕冷等见证的，是表证还未解除的征象，不能先泄热消痞，而应先解表，表证解除以后才能泄热消痞。解表适宜用桂枝汤，泄热消痞适宜用大黄黄连泻心汤。

（165）伤寒发热，汗出不解，心中痞硬，呕吐而下利者，大柴胡汤主之。

（166）病如桂枝证，头不痛，项不强，寸脉微浮，胸中痞硬，气上冲喉咽，不得息者，此为胸有寒也，当吐之，宜瓜蒂散。

【白话讲解】

（165）外感病，发热，汗出而热不退，上腹部痞结胀硬，呕吐而又腹泻的，可用大柴胡汤治疗。

（166）病的表现像桂枝汤证，但头不痛，项部不拘急，寸部脉微浮，胸脘痞胀硬结，气上冲咽喉，呼吸不畅的，这是胸中有痰实之邪停滞的征象，应当采用吐法，可用瓜蒂散治疗。

（168）伤寒，若吐若下后，七八日不解，热结在里，表里俱热，时时恶风，大渴，舌上干燥而烦，欲饮水数升者，白虎加人参汤主之。

（169）伤寒无大热，口燥渴，心烦，背微恶寒者，白虎加人参汤主之。

（170）伤寒脉浮，发热无汗，其表不解，不可与白虎汤。渴欲饮水，无表证者，白虎加人参汤主之。

【白话讲解】

（168）伤寒表证，误用涌吐或泻下法后，病经七八天仍不解除，邪热内入，结聚在里，热邪充斥内外，表现为时有畏风，口渴很甚，想喝水数升，舌干燥，心烦不安的，可用白虎加人参汤治疗。

（169）外感病，表无大热而里热炽盛，出现口干燥而渴，心中烦躁不安，背部微感畏冷的，可用白虎加人参汤治疗。

（170）外感病，脉象浮，发热无汗，是表证还未解除的征象，不能用白虎汤治疗。如果里热盛，津气伤，出现口渴想喝水，而没有表证的，可用白虎加人参汤治疗。

（172）太阳与少阳合病，自下利者，与黄芩汤；若呕者，黄芩加半夏生姜汤主之。

（173）伤寒，胸中有热，胃中有邪气，腹中痛，欲呕吐者，黄连汤主之。

【白话讲解】

（172）太阳与少阳两经同时感受外邪而发病，邪热下迫肠胃，而出现腹泻的，可用黄芩汤治疗；如果出现呕吐的，可用黄芩加半夏生姜汤治疗。

（173）外感病，胸脘部有热，胃中有寒，腹中疼痛，想呕吐的，可用黄连汤治疗。

（176）伤寒，脉浮滑，此以表有热，里有寒，白虎汤主之。

（177）伤寒，脉结代，心动悸，炙甘草汤主之。

【白话讲解】

（176）外感病，脉象浮滑，是表有热，里也有热的表现，可用白虎汤治疗。

（177）外感病，脉象结代，心中悸动不宁的，可用炙甘草汤治疗。

辨阳明病脉证并治

辨阳明病脉证并治主要是针对手阳明大肠经与足阳明胃经的病证。阳明病在外感病的过程中，多为阳气偏亢，邪热盛极的证候，即为太阳病或少阳病进一步发展，病邪入里，侵袭阳明，使胃肠功能失常，邪从燥热之化所致，故阳明病多为里热实证。阳明病的病理机制，仲景概括为“胃家实”，指肠胃邪气实，但也有寒证，如阳明中寒证。

阳明病的治则主要是清下两法。阳明热证用清法，如白虎汤之类；阳明实证用下法，如三承气之类；若湿热熏蒸发黄，宜清热利湿，如茵陈蒿汤之类。

阳明病由太阳病转属而来的，叫“太阳阳明”；由少阳病转变而来的，叫“少阳阳明”；因素体阳盛，内有蕴热，或夹有宿食，后复感外邪，致内外相合，而呈现阳明热实证的，叫“正阳阳明”。

（179）问曰：病有太阳阳明，有正阳阳明，有少阳阳明，何谓也？答曰：太阳阳明者，脾约是也；正阳阳明者，胃家实是也；少阳阳明者，发汗利小便已，胃中燥烦实，大便难是也。

（180）阳明之为病，胃家实是也。

（181）问曰：何缘得阳明病？答曰：太阳病，若发汗，若下，若利小便，此亡津液，胃中干燥，因转属阳明。不更衣，内实，大便难者，此名阳明也。

（182）问曰：阳明病外证云何？答曰：身热，汗自出，不恶寒，反恶热也。

（186）伤寒三日，阳明脉大。

（188）伤寒转系阳明者，其人濈然微汗出也。

【白话讲解】

（179）问：有太阳阳明、有正阳阳明、有少阳阳明三种不同的病证，各是指的什么？答：太阳阳明证，就是指脾约证，即胃燥津伤而引起的便秘证；正阳阳明证，就是指胃家实证，即肠胃燥热积滞成实的病证；少阳阳明证，是指误用发汗、利小便之法，损伤津液，导致津枯肠燥而成实，形成大便难以解出的病证。

（180）阳明病的主要病变特征，是胃肠燥热实。

（181）问：阳明病是什么原因引起的呢？

答：患太阳病，如果发汗太过，或误用攻下，或误用利小便之法，导致津液损伤，肠胃干燥，病邪因而传入阳明，出现不解大便、肠胃燥结成实，大便困难的，就叫阳明病。

（182）问：阳明病的外在表现是什么？答：表现为身体发热，自汗，不怕冷，反而怕热。

（186）外感病的第三天，阳明病的脉象为大脉。

（188）患外感病，邪由其他经转属阳明的，病人就会出现不断汗出的症状。

（189）阳明中风，口苦咽干，腹满微喘，发热恶寒，脉浮而紧。若下之，则腹满，小便难也。

（190）阳明病，若能食，名中风；不能食，名中寒。

（191）阳明病，若中寒者，不能食，小便不利，手足濈然汗出，此欲作固瘕，必大便初硬后溏。所以然者，以胃中冷，水谷不别故也。

【白话讲解】

（189）阳明感受风邪，症见口苦，咽喉干燥，腹部胀满，微微气喘，发热怕冷，脉象浮紧，不能攻下，如果误行攻下，就会使腹部胀满更加厉害，小便难以解出。

（190）阳明病，如果能够饮食的，表示胃中有热，能够消化水谷，这就叫中风；如果不能饮食的，表示胃中虚寒，不能消化水谷，这就叫中寒。

（191）阳明中寒证，不能饮食，小便不通畅，手足不断汗出的，这是将要形成固瘕的征兆，大便一定初出干硬，后见稀溏。之所以这样，是因为胃中寒冷，不能泌别水谷的缘故。

（204）伤寒呕多，虽有阳明证，不可攻之。

（205）阳明病，心下硬满者，不可攻之。攻之利遂不止者死，利止者愈。

（206）阳明病，面合色赤，不可攻之。必发热，色黄者，小便不利也。

【白话讲解】

（204）伤寒病，呕吐剧烈的，虽然有阳明腑实证，但也不能用攻下法治疗。

（205）阳明病，胃脘部痞满硬结的，不能用攻下法治疗。如果误用攻下，就会损伤脾胃而致腹泻。假如腹泻不停的，就会有生命危险，假如腹泻停止的，疾病就会痊愈。

（206）阳明病，满面通红的，不能用攻下法治疗。误用攻下就会产生发热、肌肤发黄、小便不通畅的变证。

（207）阳明病，不吐不下，心烦者，可与

调胃承气汤。

（208）阳明病，脉迟，虽汗出，不恶寒者，其身必重，短气，腹满而喘，有潮热者，此外欲解，可攻里也。手足濈然汗出者，此大便已硬也，大承气汤主之。若汗多，微发热恶寒者，外未解也，其热不潮，未可与承气汤。若腹大满不通者，可与小承气汤，微和胃气，勿令致大泄下。

（209）阳明病，潮热，大便微硬者，可与大承气汤；不硬者，不可与之。若不大便六七日，恐有燥屎，欲知之法，少与小承气汤，汤入腹中，转失气者，此有燥屎也，乃可攻之。若不转失气者，此但初头硬，后必溏，不可攻之，攻之必胀满不能食也。欲饮水者，与水则哕。其后发热者，必大便复硬而少也，以小承气汤和之。不转失气者，慎不可攻也。

【白话讲解】

（207）阳明病，没有使用涌吐或泻下法治疗，外邪内入，化热化燥成实，而见心中烦躁不安的，可用调胃承气汤治疗。

（208）阳明病，脉象迟，汗出而不怕冷，身体沉重，短气，腹部胀满，喘息，如果发潮热的，这是表证将要解除而里实已成的征象，可以攻下里实；如果手足不断汗出的，这是大便已经硬结的征象，可用大承气汤治疗。如果汗出较多，轻微发热而怕冷的，这是表证未解的征象，病人不发潮热，故不能用承气汤攻下。如果腹部胀满严重、大便不通的，可用小承气汤轻微泻下来和畅胃气，不可用峻泻药攻下。

（209）阳明病，发潮热，大便微有硬结的，为燥屎内阻、里实已成的征象，可以用大承气汤攻下里实；如果大便不硬结的，是内无燥屎的征象，不能用大承气汤治疗。如果六七天不解大便，恐有燥屎内阻，预测的方法是给予少量小承气汤，服药后如果矢气转动而放屁的，这是有燥屎的征象，才能够攻下；如果服药后不放屁的，则是大便初出硬结、后部稀溏的征象，不能攻下，如果攻下就会形成腹部胀满，不能进食，甚至饮水就呃逆的变证。假如攻下后又出现发热的，这一定是燥屎复结，大便再次变硬而量较少的征象，此时，应当用小承气汤和畅胃气而攻下。总而言之，如果服小承气汤不转矢气的，千万不能攻下。

（213）阳明病，其人多汗，以津液外出，胃中燥，大便必硬，硬则谵语，小承气汤主之。若一服谵语止者，更莫复服。

（214）阳明病，谵语，发潮热，脉滑而疾者，小承气汤主之。因与承气汤一升，腹中转气者，更服一升；若不转气者，勿更与之。明日又不大便，脉反微涩者，里虚也，为难治，不可更与承气汤也。

（215）阳明病，谵语，有潮热，反不能食

者，胃中必有燥屎五六枚也；若能食者，但硬耳，宜大承气汤下之。

【白话讲解】

（213）阳明病，病人汗出太多，导致津液外泄，肠中干燥的，大便势必硬结；大便硬结，腑气不通，浊邪上扰，则发生谵语，可用小承气汤治疗。如果服一次药谵语就停止的，就不要再服剩余的药了。

（214）阳明病，谵语，发潮热，脉象滑而疾的，可用小承气汤治疗。于是给病人服小承气汤一升，服药后腹中转矢气而放屁的，可以再服一升；服药后腹中不转矢气的，就不要再服了。如果第二天又不解大便，脉象反见微弱而滞涩的，这是正气虚弱而实邪阻滞的征象，正虚邪实，攻补两难，治疗十分棘手，不能再用承气汤了。

（215）阳明病，谵语，发潮热，反而不能进食的，是肠中燥屎已成的征象，宜用大承气汤攻下燥屎；如果尚能进食，只是大便硬结的，宜用小承气汤和畅胃气。

（219）三阳合病，腹满，身重，难以转侧，口不仁，面垢，谵语，遗尿。发汗则谵语，下之则额上生汗，手足逆冷。若自汗出者，白虎汤主之。

（220）二阳并病，太阳证罢，但发潮热，

手足漐漐汗出，大便难而谵语者，下之则愈，宜大承气汤。

【白话讲解】

（219）太阳、阳明、少阳三经合病，腹部胀满，身体沉重，转侧困难，口中麻木不仁，面部垢浊，谵语，小便失禁，如见身热、自汗出的，是邪热偏重于阳明的征象，可用白虎汤主治。如果用发汗法治疗，就会使谵语更甚；如果妄行攻下，就会造成额上出汗，四肢冰冷的变证。

（220）太阳、阳明两经并病，太阳表证已解，仅见发潮热，手足微微出汗，大便解出困难而谵语的，属阳明里实，攻下里实就可痊愈，适宜用大承气汤治疗。

（221）阳明病，脉浮而紧，咽燥口苦，腹满而喘，发热汗出，不恶寒，反恶热，身重。若发汗则躁，心愦愦，反谵语；若加温针，必怵惕，烦躁不得眠；若下之，则胃中空虚，客气动膈，心中懊恼，舌上胎者，栀子豉汤主之。

（222）若渴欲饮水，口干舌燥者，白虎加人参汤主之。

（223）若脉浮，发热，渴欲饮水，小便不利者，猪苓汤主之。

（224）阳明病，汗出多而渴者，不可与

猪苓汤，以汗多，胃中燥，猪苓汤复利其小便故也。

【白话讲解】

（221）阳明病，脉象浮而紧，咽喉干燥，口中感觉苦，腹部胀满，喘息，发热，汗出，不怕冷，反而怕热，身体沉重的，属阳明里热证。如果误发其汗，就会出现心中烦乱不安、甚或神昏谵语的变证；如果误用温针，就会导致恐惧不安、烦躁失眠的变证；如果误行攻下，就会损伤胃气，致邪热扰于胸膈，出现心中烦躁厉害，舌上生薄黄苔的表现，可用栀子豉汤治疗。

（222）如果误下后热盛津伤，出现口渴想喝水，口干舌燥的，可用白虎加人参汤治疗。

（223）如果误下后出现脉浮，发热，口渴想喝水，小便不通畅的，属阴伤有热、水热互结于下焦之证，可用猪苓汤治疗。

（224）阳明病，汗出多而口渴的，属汗多津伤、胃津不足之证，不能用猪苓汤治疗。因为猪苓汤能够通利病人的小便，使津液进一步损伤。

（233）阳明病，自汗出，若发汗，小便自利者，此为津液内竭，虽硬不可攻之，当须自欲大便，宜蜜煎导而通之。若土瓜根及大猪胆汁，皆可为导。

【白话讲解】

（233）阳明病，自汗出，津液已伤，如果再行发汗，而又小便通畅的，则更伤津液，导致肠中津液枯竭，引起大便硬结。此时大便虽硬结，也不能用泻下药攻下，必须待病人自己想解大便时，再用蜜煎导引导通便。其他如土瓜根及大猪胆汁，也均可作为导药，以引导大便解出。

（236）阳明病，发热汗出者，此为热越，不能发黄也。但头汗出，身无汗，剂颈而还，小便不利，渴引水浆者，此为瘀热在里，身必发黄，茵陈蒿汤主之。

（237）阳明证，其人喜忘者，必有蓄血。所以然者，本有久瘀血，故令喜忘。屎虽硬，大便反易，其色必黑者，宜抵当汤下之。

【白话讲解】

（236）阳明病，发热汗出的，是热邪能够发越于外的征象，不能形成发黄证。如果仅见头部出汗，到颈部为止，身上无汗，小便不通畅，口渴想喝汤水的，是湿热郁滞在里的征象，势必出现肌肤发黄的表现，可用茵陈蒿汤治疗。

（237）阳明病，病人健忘的，是体内一定有蓄血的征象。由于瘀血久停，气血阻滞，所以使人健忘。其大便虽然硬结，但容易解出，并且颜色一定是黑的，宜用抵当汤攻下瘀血。

（243）食谷欲呕，属阳明也，吴茱萸汤主之。得汤反剧者，属上焦也。

（247）趺阳脉浮而涩，浮则胃气强，涩则小便数，浮涩相搏，大便则硬，其脾为约，麻子仁丸主之。

【白话讲解】

（243）进食后想呕吐的，属阳明胃寒证，可用吴茱萸汤治疗。如果服吴茱萸汤后呕吐反而增剧的，则不属胃中虚寒证，而是上焦有热证。

（247）趺阳脉浮而涩，浮主胃热亢盛，涩是小便频数，阴液不足的征象。胃热津亏，肠中干燥，大便因而硬结。这是脾不能为胃转输津液所致，可用麻子仁丸治疗。

（248）太阳病三日，发汗不解，蒸蒸发热者，属胃也，调胃承气汤主之。

（249）伤寒吐后，腹胀满者，与调胃承气汤。

（252）伤寒六七日，目中不了了，睛不和，无表里证，大便难，身微热者，此为实也，急下之，宜大承气汤。

（253）阳明病，发热汗多者，急下之，宜大承气汤。

（254）发汗不解，腹满痛者，急下之，宜大承气汤。

（255）腹满不减，减不足言，当下之，宜大承气汤。

【白话讲解】

（248）太阳病，经过三天，用发汗法治疗而病不解除，里热外蒸的，属阳明，可用调胃承气汤治疗。

（249）外感病呕吐后，有腹部胀满不适的，可给予调胃承气汤治疗。

（252）外感病六七天，出现视物模糊不清，眼球转动不灵活，既无头痛畏寒等表证，又无谵语、腹满痛等里证，大便难以解出，体表有轻微发热的，是燥热内结成实，而又真阴欲涸的征象，应急下存阴，适宜用大承气汤治疗。

（253）阳明病，又见发热、汗出多的，应急下存阴，宜用大承气汤治疗。

（254）发汗以后，不仅病未解除，反而出现腹部胀满疼痛的，是发汗伤津，燥热迅速内结成实的征象，应急下存阴，宜用大承气汤治疗。

（255）腹部胀满持续不减轻，即使减轻，也微不足道的，是实邪内阻的征象，应当攻下，可用大承气汤治疗。

（260）伤寒七八日，身黄如橘子色，小便不利，腹微满者，茵陈蒿汤主之。

（261）伤寒身黄发热，栀子柏皮汤主之。

（262）伤寒瘀热在里，身必黄，麻黄连翘赤小豆汤主之。

【白话讲解】

（260）外感病七八天，皮肤发黄如橘子色，小便不通畅，腹部稍感胀满的，可用茵陈蒿汤治疗。

（261）外感病，症见皮肤发黄、发热的，可用栀子柏皮汤治疗。

（262）外感病，湿热郁滞在里的，身体必定发黄，如果兼有头痛、畏寒、无汗、身痒等表证的，可用麻黄连翘赤小豆汤主治。

辨少阳病脉证并治

少阳病脉证并治，少阳居于太阳、阳明之间，因病邪既不在太阳之表，又未达阳明之里，故少阳病亦称“半表半里之证”。外邪侵犯少阳，胆火上炎，枢机不运，经气不利，进而能影响脾胃，出现口苦，咽干，目眩，往来寒热，胸胁苦满，默默不欲饮食，心烦喜呕，脉弦细，舌苔白等的，称为少阳病。

少阳病有从太阳之表而来者，有自发于少阳者，有少阳受病多日不解者，有伤寒中风，有柴胡证者，但见一证便是，不必悉具。少阳病治疗原则应以和解为主。小柴胡汤是其主方，汗吐下三法均属禁忌之例。但因病情有变化，证候有兼夹，故于和解中仍有兼汗、兼下等不同治法。

（263）少阳之为病，口苦，咽干，目眩也。

（264）少阳中风，两耳无所闻，目赤，胸中满而烦者，不可吐下，吐下则悸而惊。

（265）伤寒，脉弦细，头痛发热者，属少阳。少阳不可发汗，发汗则谵语。此属胃，胃和则愈，胃不和，烦而悸。

【白话讲解】

（263）少阳病的主要证候特征是口苦，咽喉干燥，头目昏眩。

（264）少阳感受风邪，耳聋听不到声音，眼睛发红，胸中满闷而烦躁不安的，不可用吐法或下法治疗。如果误用吐法或下法，就会出现心悸不宁及惊恐不安的变证。

（265）外感病，脉象弦细，头痛发热的，证属少阳。少阳病不能用发汗法治疗，如果误发其汗，则会损伤津液，致津伤胃燥，邪传阳明，继而出现谵语等表现。如果通过治疗，胃气得以调和，就会痊愈；如果胃气不和，就会出现烦躁、心悸的变证。

辨太阴病脉证并治

脾有运化水谷精微与输布水液的功能，与胃相表里，胃司纳而脾主运，脾胃燥湿相济，升降协调，相辅相成，共同完成对水谷收纳、运化、吸收及输布的任务。脾胃健则气血生化有源，故又称“后天之本”。

太阴脾病的成因有二：一是中阳不足，外受风寒，内伤生冷，太阴本身为病；二是太阳病误下，中伤邪陷，转属太阴，或由于阳明病清下太过，损伤中阳而致。可见腹满时痛，吐利不食等症。

太阴病的治疗原则“当温之”，就是温中健脾，祛寒燥湿。

（273）太阴之为病，腹满而吐，食不下，自利益甚，时腹自痛。若下之，必胸下结硬。

（277）自利不渴者，属太阴，以其脏有寒故也，当温之，宜服四逆辈。

（279）本太阳病，医反下之，因而腹满时痛者，属太阴也，桂枝加芍药汤主之；大实痛者，桂枝加大黄汤主之。

【白话讲解】

（273）太阴病的主要证候特征是腹部胀满，呕吐，吃不进食物，腹泻严重，腹部时时疼痛。如果误用攻下，就会导致胃脘部痞结胀硬。

（277）腹泻而口不渴的，属太阴病。因为脾虚有寒，故应当用温补的方法治疗，可用四逆汤一类的方剂。

（279）本来是太阳病，医生反而用攻下法治疗，出现腹部胀满时作疼痛的，是误下伤脾，邪陷太阴的征象，可用桂枝加芍药汤治疗；如果出现腹满硬痛、大便不通的，是实邪内阻的征象，可用桂枝加大黄汤治疗。

少阴病脉证并治

少阴病为伤寒六经病变发展过程中的危重阶段。病至少阴，机体抗病能力已明显衰退，多表现为全身性虚寒证。由于致病因素和体质的不同，少阴病不但有从阴化寒的寒化证，而且有从阳化热的热化证。少阴寒化证，多为心肾阳虚，阴寒内盛所致，有脉微细，但欲寐及无热恶寒、身倦、呕吐、下利清谷、四肢厥逆、小便清白，舌淡苔白等脉证，亦可出现阴盛格阳的真寒假热证。少阴热化证，多为肾阴虚于下，心火亢于上所致，有心烦不眠、舌红、脉细数等脉证。

少阴病的治疗原则，寒化证宜温经回阳，以四逆汤为代表；热化证宜育阴清热，以黄连阿胶汤为代表；少阴寒化兼表证宜以麻黄附子细辛汤为代表；少阴热化兼里实证宜以大承气汤为代表，以急下存阴。

（281）少阴之为病，脉微细，但欲寐也。

（282）少阴病，欲吐不吐，心烦，但欲寐，五六日自利而渴者，属少阴也。虚故引水自救，若小便色白者，少阴病形悉具。小便白者，以下焦虚有寒，不能制水，故令色白也。

【白话讲解】

（281）少阴病的证候特征是脉象微细，精神萎靡，神志迷糊欲睡。

（282）少阴病，想吐而又吐不出，心中烦躁不安，精神萎靡不振，神志迷糊欲睡，到了五六天，出现腹泻而口渴的，是病在少阴的征象，由于少阴阳气虚弱，不能蒸化津液，所以口渴。如果小便清长的，那么少阴病就确定无疑了。这是因为小便清长，是下焦虚寒、不能化气行水的确证。

（301）少阴病，始得之，反发热，脉沉者，麻黄细辛附子汤主之。

（302）少阴病，得之二三日，麻黄附子甘草汤微发汗。以二三日无证，故微发汗也。

【白话讲解】

（301）少阴病，刚开始得病，既有发热等表证，又见脉沉的，是少阴阳虚兼太阳表证的征象，可用麻黄细辛附子汤治疗。

（302）少阴病，得病二三天，既有发热等表证，又有少阴阳虚证的，可用麻黄附子甘草汤温阳微汗解表。因为病才二三天，尚无吐、利等里证，所以用温阳微汗解表法治疗。

（303）少阴病，得之二三日以上，心中烦，不得卧，黄连阿胶汤主之。

（304）少阴病，得之一二日，口中和，其背恶寒者，当灸之，附子汤主之。

（305）少阴病，身体痛，手足寒，骨节痛，脉沉者，附子汤主之。

【白话讲解】

（303）少阴病，得病二三天以上，心中烦躁不安，不能够安眠的，可用黄连阿胶汤治疗。

（304）少阴病，患病一二天，口中不苦、不燥、不渴，病人背部怕冷的，当用艾灸灸少阴经穴，并用附子汤治疗。

（305）少阴病，身体疼痛，骨关节疼痛，手足冷，脉象沉的，可用附子汤治疗。

（306）少阴病，下利，便脓血者，桃花汤主之。

（307）少阴病，二三日至四五日，腹痛，小便不利，下利不止，便脓血者，桃花汤主之。

【白话讲解】

（306）少阴病，腹泻，解黏液脓血便的，可用桃花汤治疗。

（307）少阴病，得病二三天到四五天，腹中疼痛，小便不通畅，腹泻滑脱不尽，大便带脓血的，可用桃花汤治疗。

（309）少阴病，吐利，手足逆冷，烦躁欲死者，吴茱萸汤主之。

（310）少阴病，下利，咽痛，胸满心烦，猪肤汤主之。

（311）少阴病，二三日，咽痛者，可与甘草汤。不差，与桔梗汤。

（312）少阴病，咽中伤，生疮，不能语言，声不出者，苦酒汤主之。

（313）少阴病，咽中痛，半夏散及汤主之。

【白话讲解】

（309）少阴病，呕吐腹泻，手足厥冷，烦躁的要死的，可用吴茱萸汤治疗。

（310）少阴病，腹泻，咽喉疼痛，胸部满闷，心中烦躁不安的，是阴虚虚热上扰的征象，可用猪肤汤治疗。

（311）少阴病，得病二三天，咽喉疼痛的，可用甘草汤治疗；如果服药后不见好的，可用桔梗汤治疗。

（312）少阴病，咽喉部受到创伤，发生破溃，发不出声音，不能讲话的，可用苦酒汤治疗。

（313）少阴病，咽喉中疼痛的，可用半夏散或半夏汤治疗。

（314）少阴病，下利，白通汤主之。

（315）少阴病，下利，脉微者，与白通汤。利不止，厥逆无脉，干呕烦者，白通加猪胆汁汤主之。服汤脉暴出者死，微续者生。

【白话讲解】

（314）少阴病，腹泻的，可用白通汤治疗。

（315）少阴病，腹泻，脉象微的，可用白通汤治疗。如果服药后腹泻不停止，四肢冰冷，脉搏摸不到，干呕，心中烦躁不安的，是阴盛格阳所致，可用白通加猪胆汁汤治疗。服药后，脉搏突然出现的，是阴液枯竭、孤阳外脱的征象，预后不良；服药后脉搏逐渐恢复的，是阴液未竭、阳气渐复的表现，预后较好。

（316）少阴病，二三日不已，至四五日，腹痛，小便不利，四肢沉重疼痛，自下利者，此为有水气。其人或咳，或小便利，或下利，或呕者，真武汤主之。

（317）少阴病，下利清谷，里寒外热，手足厥逆，脉微欲绝，身反不恶寒，其人面色赤，或腹痛，或干呕，或咽痛，或利止脉不出者，通脉四逆汤主之。

【白话讲解】

（316）少阴病，二三天没有好，到了四五天，出现腹中疼痛，小便不通畅，四肢沉重疼痛，自行腹泻的，是肾阳虚弱，水气泛滥的征象。病人还可出现咳嗽，或者小便通畅，或者腹泻更甚，或者呕吐等表现，可用真武汤治疗。

（317）少阴病，腹泻完谷不化，手足冰冷，脉象微弱，似有若无，身上反而不怕冷，病人面部发红，或者腹中疼痛，或者咽喉疼痛，或者腹泻过度而停止，脉搏摸不到的，属内真寒外假热的阴盛格阳证，可用通脉四逆汤治疗。

（318）少阴病，四逆，其人或咳，或悸，或小便不利，或腹中痛，或泄利下重者，四逆散主之。

（319）少阴病，下利六七日，咳而呕渴，心烦不得眠者，猪苓汤主之。

【白话讲解】

（318）少阴病，四肢冷，病人或有咳嗽，或见心悸，或见小便不通畅，或见腹中疼痛，或见腹泻、下痢兼后重的，是肝郁气滞所致，可用四逆散治疗。

（319）少阴病，腹泻六七天，咳嗽，呕吐，口渴，心中烦躁，不能安眠的，是阴虚水热互结所致，可用猪苓汤治疗。

（323）少阴病，脉沉者，急温之，宜四逆汤。

【白话讲解】

（323）少阴病，脉见沉的，应当急用温法治疗，适宜用四逆汤。

辨厥阴病脉证并治

厥阴为三阴之尽，厥阴病多由他经传变而来，既可由太阴、少阴传入，也可从三阳经内陷。与少阳经关系最密切。厥阴病以三种情况为主：一是肝木横逆，犯胃乘脾而为上热下寒证；二是正邪相争互胜而为厥热胜复证；三是阴阳逆乱不相顺接而致的四肢逆冷证。厥阴病，上热下寒的治疗原则是土木两调，清上温下，以乌梅丸为代表方。

（326）厥阴之为病，消渴，气上撞心，心中疼热，饥而不欲食，食则吐蛔，下之利不止。

（337）凡厥者，阴阳气不相顺接，便为厥。厥者，手足逆冷者是也。

（338）伤寒，脉微而厥，至七八日肤冷，其人躁，无暂安时者，此为脏厥，非蛔厥也。蛔厥者，其人当吐蛔。令病者静，而复时烦者，此为脏寒，蛔上入其膈，故烦，须臾复止，得食而呕，又烦者，蛔闻食臭出，其人常自吐蛔。蛔厥者，乌梅丸主之。又主久利。

【白话讲解】

（326）厥阴上热下寒证的主要证候特征是口渴能饮水，气逆上冲心胸，胃脘部灼热疼痛，虽然腹中饥饿，但又不想吃东西，倘若进食就会出现呕吐或吐出蛔虫的现象。如果误用攻下，就会导致腹泻不止。

（337）所谓“厥”，是指四肢冷。凡属厥证，都是阴气和阳气不能互相顺接所致。

（338）外感病，脉象微而四肢厥冷，到了七八天，会出现周身肌肤都冰冷，病人躁扰不安，没有片刻安静的现象，这是内脏阳气极虚所致的脏厥证，不是蛔厥证。蛔厥证的证候是病人吐蛔，有发作性的心烦腹痛，让病人安静却又时而发作心烦腹痛，这是肠中有寒，蛔虫不安其位向上钻入膈内（胆道）所致，过一会儿烦痛就会缓解。进食后，又出现呕吐、腹痛而烦的，是由于蛔虫闻到食物气味上扰所致。此外，病人常有呕吐蛔虫的表现。蛔厥证用乌梅丸治疗，此方又主治久泻。

（350）伤寒，脉滑而厥者，里有热，白虎汤主之。

（351）手足厥寒，脉细欲绝者，当归四逆汤主之。

（352）若其人内有久寒者，宜当归四逆加吴茱萸生姜汤。

（353）大汗出，热不去，内拘急，四肢疼，又下利，厥逆而恶寒者，四逆汤主之。

（354）大汗，若大下利而厥冷者，四逆汤主之。

（355）病人手足厥冷，脉乍紧者，邪结在胸中。心下满而烦，饥不能食者，病在胸中，当须吐之，宜瓜蒂散。

（356）伤寒，厥而心下悸，宜先治水，当服茯苓甘草汤，却治其厥。不尔，水渍入胃，必作利也。

【白话讲解】

（350）外感病，脉象滑而手足厥冷的，是里有邪热所致，可用白虎汤治疗。

（351）手足厥冷，脉象很细，好像要断绝一样的，可用当归四逆汤治疗。

（352）如果病人素有寒饮停滞体内，可用当归四逆加吴茱萸生姜汤治疗。

（353）大汗淋漓，而发热仍不退，腹中拘急，四肢疼痛，又见腹泻、四肢厥冷而怕冷的，是阴盛阳亡的表现，可用四逆汤治疗。

（354）大汗淋漓，如果腹泻很厉害，而又四肢厥冷的，可用四逆汤治疗。

（355）病人手足厥冷，脉忽然现紧象的，是实邪结在胸中所致，应有胸脘部胀满不适，虽然饥饿却不能吃东西等症状，当用涌吐法治疗，可用瓜蒂散。

（356）外感病，四肢厥冷，心胸部悸动不宁的，是水饮内停所致，必须先治水饮，当用茯苓甘草汤，然后再治四肢厥冷。不然的话，水饮浸渍入肠，势必会引起腹泻。

（357）伤寒六七日，大下后，寸脉沉而迟，手足厥逆，下部脉不至，喉咽不利，唾脓血，泄利不止者，为难治，麻黄升麻汤主之。

（359）伤寒，本自寒下，医复吐下之，寒格更逆吐下，若食入口即吐，干姜黄芩黄连人参汤主之。

【白话讲解】

（357）外感病六七天，峻下以后，出现寸部脉沉而迟，尺部脉不现，手足厥冷，咽喉疼痛，吞咽困难，唾吐脓血，腹泻不停的，是难治之证，可用麻黄升麻汤治疗。

（359）外感病，本属虚寒腹泻，医生却用涌吐、泻下法治疗，致使上热与下寒相格拒，如果再次误用吐下，出现饮食进口就吐的，可用干姜黄芩黄连人参汤治疗。

（371）热利下重者，白头翁汤主之。

（373）下利，欲饮水者，以有热故也，白头翁汤主之。

【白话讲解】

（371）热性下痢，里急后重的，可用白头翁汤治疗。

（373）下痢，口渴想喝水的，是里有热的缘故，可用白头翁汤治疗。

（378）干呕吐涎沫，头痛者，吴茱萸汤主之。

【白话讲解】

（378）干呕，吐涎沫，头痛的，是肝寒犯胃、浊阴上逆所致，可用吴茱萸汤治疗。

辨霍乱病、阴阳易、差后劳复病脉证并治

霍乱是以猝然发作，上吐下泻为主要临床表现的病证。霍，有迅速、急骤、猝然之意；乱，即变乱。因其病起于顷刻之间，吐泻交作，挥霍撩乱，故名。

霍乱多发于夏秋季节，其病起与感受外邪有关，常伴有头痛、发热、恶寒、身痛等症，与伤寒类似，故属伤寒类证之一。

大病初愈，气血未复，正气尚虚，余邪未尽，若稍有疏忽，起居无常，饮食失节，可引起疾病复发的可能。有因劳而复发的，谓之劳复；因饮食而复发的，谓之食复。还有发热，腰下水气，气逆欲吐，胸上有寒等辨证方法。强调病后调养护理的重要性，有一定的实践意义。

（382）问曰：病有霍乱者何？答曰：呕吐而利，此名霍乱。

（385）恶寒脉微而复利，利止亡血也，四逆加人参汤主之。

（386）霍乱，头痛发热，身疼痛，热多欲饮水者，五苓散主之；寒多不用水者，理中丸主之。

【白话讲解】

（382）问：什么叫霍乱？答：呕吐与腹泻并作，病势急骤，顷刻间有挥霍缭乱之势的，就叫霍乱。

（385）畏寒、脉微而又腹泻，因泻利过度、津液内竭而腹泻停止的，可用四逆加人参汤治疗。

（386）霍乱病，吐泻，头痛发热，身疼痛，为霍乱表里同病，如果表热较甚而想喝水的，可用五苓散治疗；如果中焦寒湿偏盛而不想喝水的，可用理中丸治疗。

（392）伤寒阴阳易之为病，其人身体重，少气，少腹里急，或引阴中拘挛，热上冲胸，头重不欲举，眼中生花，膝胫拘急者，烧裈散主之。

（393）大病差后，劳复者，枳实栀子豉汤主之。

（395）大病差后，从腰以下有水气者，牡蛎泽泻散主之。

（396）大病差后，喜唾，久不了了，胸上有寒，当以丸药温之，宜理中丸。

（397）伤寒解后，虚羸少气，气逆欲吐，竹叶石膏汤主之。

（398）病人脉已解，而日暮微烦，以病新差，人强与谷，脾胃气尚弱，不能消谷，故令微烦。损谷则愈。

【白话讲解】

（392）伤寒病后因男女交接而发生的阴阳易病，表现为身体沉重，气少不足以息，小腹挛急疼痛，甚或牵引阴部挛急疼痛，热气上冲至胸部，头重不能抬起，眼睛发花，膝与小腿拘急痉挛，可用烧裈散治疗。

（393）伤寒大病初愈，因劳累过度而复发，症见发热、心烦、脘腹胀满的，可用枳实栀子豉汤治疗。

（395）患伤寒大病，痊愈后，自腰以下出现水肿的，可用牡蛎泽泻散治疗。

（396）大病愈后，总爱泛吐唾沫，不能自制，长期迁延不愈的，是脾虚不能摄津、寒饮停聚胸膈所致，应当用丸药温补，可用理中丸治疗。

（397）伤寒热病，大热已解，余热未尽，气阴两伤，出现虚弱消瘦、气少不足以息、气逆要呕吐的，可用竹叶石膏汤治疗。

（398）病人病脉已解，脉呈平和之象，却每于傍晚时分出现轻微心烦的，是疾病刚愈，脾胃功能还很虚弱，消化力差，由于勉强进食，不能消化的缘故。此时，只须适当减少饮食，就会痊愈。

下篇

金匮要略

脏腑经络先后病脉证第一

本篇论述脏腑经络先后病脉证，属全书概论性质，仲景在本篇中对杂病的病因、病机、诊断、治疗及预防等方面，都举例说明，并作出原则性的提示，在《金匮要略》一书中具有纲领性的意义。

夫治未病者，见肝之病，知肝传脾，当先实脾。四季脾王不受邪，即勿补之。

夫肝之病，补用酸，助用焦苦，益用甘味之药调之。酸入肝，焦苦入心，甘入脾。脾能伤肾，肾气微弱，则水不行；水不行，则心火气盛；心火气盛，则伤肺；肺被伤，则金气不行；金气不行，则肝气盛，则肝自愈。此治肝补脾之要妙也。肝虚则用此法，实则不在用之。经曰："虚虚实实，补不足，损有余"，是其义也。余脏准此。

【白话讲解】

治未病的原则，举例而言如见到肝受病应

知肝家邪气传其所胜之脾，治疗上应首先防止这种传变，实脾以抗肝邪，但脾居土旺于四季不易受邪，（脾气尚足）则不须补之。

肝体不足的治疗，补用酸味药物，助以焦苦之药，辅以甘味药物。因酸入肝，焦苦入心，甘入脾。因甘味药补脾则能制约肾气，肾水被制则心火气盛，则能制约金气，金气被制则其所胜的肝气自旺盛，则肝体之证自愈。这是治疗肝病犯脾的好办法。肝体不足用这种办法，肝用太过则不应采用此法。上古医经说："补虚泻实，虚则用补法，实则用泻法"，即是这种意思。其他脏腑依此而治。

夫人禀五常，因风气而生长，风气虽能生万物，亦能害万物，如水能浮舟，亦能覆舟。若五脏元真通畅，人即安和；客气邪风，中人多死。千般疢难，不越三条：一者，经络受邪，入脏腑，为内所因也；二者，四肢九窍，血脉相传，壅塞不通，为外皮肤所中也；三者，房室、金刃、虫兽所伤。以此详之，病由都尽。

若人能养慎，不令邪风干忤经络；适中经络，未流传脏腑，即医治之；四肢才觉重滞，即导引、吐纳、针灸、膏摩，勿令九窍闭塞；更能无犯王法，禽兽灾伤，房室勿令竭乏，服食节其冷、热、苦、酸、辛、甘，不遗形体有衰，病则无由入其腠理。腠者，是三焦通会元真之处，为血气所注；理者，是皮肤脏腑之文理也。

【白话讲解】

人之生，禀受自然界的木火土金水五行而成形，凭借自然界的风寒暑湿燥火六气而生长。五行、六气固然能够化生万物，但亦能伤害万物，犹如水能浮舟，也可覆舟。只要五脏真气充实，营卫通畅，人体就不会发生疾病；若受到令人致病的不正常气候伤害人体，就可能发生疾病，甚至造成死亡。

一切疾病的致病原因和途径，归纳起来不外乎三个方面：一是经络先感受邪气，然后传入脏腑引起疾病，这是内因；二是外邪侵袭皮肤，影响四肢、九窍的血脉正常运行而引起疾病，这是外因；三是由于房室不节，金刃虫兽所致的伤害，这是不内外因。用这种方法归纳，则发病的原因便可囊括无遗了。

假如人们平时善于摄生保养，内养正气，外慎风邪，不让外邪侵犯人体经络，便能保持健康。如有不慎，感受外邪，应在外邪刚侵犯到经络，尚未内传到脏腑的时候，就及时进行治疗；当四肢刚感到沉重的时候，立即采用导引、吐纳、针灸、膏摩等治疗方法，不使九窍闭塞不通；同时注意不触犯国家法令，避免禽兽伤害，做到房事有节，衣着、饮食冷热适中，五味调和，不使身体受损。这样，病邪就没有机会侵犯人体腠理。所谓腠，即指皮肤的毛窍，是人体三焦元真之气的通路，为血气所灌注的地方；理，是皮肤、脏腑的纹理。二者均为御邪护正的屏障。

问曰：病人有气色见于面部，愿闻其说。师曰：鼻头色青，腹中痛，苦冷者死；一云：腹中冷，苦痛者死。鼻头色微黑者，有水气；色黄者，胸上有寒；色白者，亡血也。设微赤非时者，死；其目正圆者，痉，不治。又色青为痛，色黑为劳，色赤为风，色黄者便难，色鲜明者有留饮。

【白话讲解】

弟子问：病人的气色显现在面部，如何根据病人的不同气色辨别疾病，我想听听您的意见。仲圣回答说：鼻部出现青色，可见腹中疼痛，如果再见到极度怕冷的现象，就是危重证候；鼻部颜色变得微黑的，为水液内停；面部颜色发黄的，为寒多内停胸膈；面部呈现白色的，为失血所致；失血过多的病人，假使面部出现微红如妆之色，而又不在炎热的夏季，多为虚阳浮越于上，阴阳离决的死证；若两眼直视，转动不灵活，为严重的痉病，属不治之证。又面色发青主痛证，面色发黑为肾劳，面色红赤主风热，面色发黄，多有大便困难，面部浮肿，颜色鲜明光亮的，为水饮内停之证。

师曰：病人语声寂然，喜惊呼者，骨节间病；语声喑喑然不彻者，心膈间病；语声啾啾然，细而长者，头中病。

【白话讲解】

仲圣说：病人平时安静无声，突然惊叫的，多属于关节部位疼痛一类的病症；病人说话的声音低微而不清澈的，则多为邪气阻遏于胸膈之间，气机壅塞一类的病症；病人说话的声音细小而呻吟不断的，是头痛病。

师曰：息摇肩者，心中坚；息引胸中上气者，咳；息张口短气者，肺痿唾沫。

【白话讲解】

仲圣说：病人呼吸的时候动摇双肩的，是因胸膈间邪气壅塞所致；病人呼吸时引动肺气升而不降的，是为咳嗽；病人张口呼吸，气短不顺的，是肺痿病，咳吐涎沫。

师曰：吸而微数，其病在中焦，实也，当下之即愈，虚者不治。在上焦者，其吸促；在下焦者，其吸远，此皆难治。呼吸动摇振振者，不治。

【白话讲解】

仲圣说：病人吸气短促，是邪阻中焦，气不能下达的征象，为实证，应用攻下逐邪之法则病愈；如果吸气短促属于虚证的，为无根失守之气，顷将自散，其病难治。病在上焦心肺的，则吸气短促而困难；病在下焦肝肾的，肾失摄纳而吸气深长，都属难治的病。如果呼吸困难伴有全身动摇不止的，为元气大亏，形气不能相保所致，为不治之症。

师曰：寸口脉动者，因其王时而动，假令肝王色青，四时各随其色。肝色青而反色白，非其时色脉，皆当病。

【白话讲解】

仲圣说：两手的六部脉象随着五脏所旺的季节而发生变动，并且面部颜色也随之有所变化，即色、脉、四时相应一致。例如春季肝旺的时候，面色青、脉象弦属正常无病，其他季节应表现的颜色是夏赤、秋白、冬黑。如果在春季肝旺不见青色而反见白色，脉反见毛脉，这些都不是肝旺的季节应有的颜色与脉象，即为非其时色脉，都会发生疾病。

问曰：有未至而至，有至而不至，有至而不去，有至而太过，何谓也？师曰：冬至之后，甲子夜半少阳起，少阳之时阳始生，天得温和。以未得甲子，天因温和，此为未至而至也；以得甲子而天未温和，为至而不至也；以得甲子而天大寒不解，此为至而不去也；以得甲子而天温和如盛夏五六月时，此为至而太过也。

【白话讲解】

弟子问：（时令和气候，一般来说是相对应的）有时时令没有到而那个时令的气候已到，有时时令到了而那个时令的气候没有到，有时时令到了而那个时令的气候当去不去，有时时令到了而那个时令的气候又太过，应该怎样来理解呢？仲圣回答说：冬至节气以后的第一个甲子夜半，此时正当雨水节气，是少阳当令的时候，阳气初生，天气温暖和煦。

如果冬至后没有到甲子日，而气候已经变暖，这就是时令未到，气候已到的表现；如已到甲子日，气候尚未温暖，这是时令已到，而气候未到的表现；如已到甲子日，气候仍然寒冷，这是时令已到，而严寒的气候当去不去的表现；如已到甲子日，气候变得像盛夏五六月那样炎热，这是时令到，而温热气候来得过分剧烈的表现。

师曰：病人脉浮者在前，其病在表；浮者在后，其病在里。腰痛背强不能行，必短气而极也。

【白话讲解】

仲圣说：病人的浮脉见于关前寸部，主病在表；浮脉见于关后尺部，为病在里。腰背疼痛，不能行走，必然出现呼吸短促的病危证候。

问曰：经云“厥阳独行”，何谓也？师曰：此为有阳无阴，故称厥阳。

【白话讲解】

弟子问：医经上说“厥阳独行”如何理解？仲圣回答说：这是由于阴气衰竭，阳气失去依附，有阳无阴，有升无降，孤阳上逆所致，所以称为厥阳。

问曰：寸脉沉大而滑，沉则为实，滑则为气，实气相搏，血气入脏即死，入腑即愈，此为卒厥。何谓也？师曰：唇口青，身冷，为入脏，即死；如身和，汗自出，为入腑，即愈。

问曰：脉脱，入脏即死，入腑即愈，何谓也？师曰：非为一病，百病皆然。譬如浸淫疮，从口起流向四肢者，可治；从四肢流来入口者，不可治。病在外者，可治；入里者，即死。

【白话讲解】

弟子问：寸口的脉象沉大而滑，沉脉主血实，滑脉主气实。血实与气实相互搏结，血气病邪入脏，则病情危重，预后不良；病邪入腑，邪有出路，故病轻易愈，预后良好，这叫卒厥病。入脏、入腑应该怎样来区别呢？仲圣回答说：突然昏倒后，病人口唇呈现青紫，皮肤和四肢发凉，这是入脏的表现，病情严重，预后不良；如果病人身体温和，微汗自出，这是入腑的表现，病轻易愈。

弟子问：有的病人脉搏一时不通，乍伏不见，就预后来说是入脏即死，入腑即愈，这应该怎样理解呢？仲圣回答说：不仅仅脉脱这种病症预后是这样，其他各种病也是这样的。比如浸淫疮这种皮肤病，能从局部遍及全身。若疮从口向四肢发展的，其趋势为由内向外，病可以很快治愈；若疮始于四肢，然后逐渐向口蔓延，其趋势由外向内，则病不易治愈。总而言之，病在脏，病情重；病在腑，病情轻；病由外传内的难治；病由内传外的易治。

清邪居上，浊邪居下，大邪中表，小邪中里，檗饪之邪，从口入者，宿食也。五邪中人，各有法度，风中于前，寒中于暮，湿伤于下，雾伤于上，风令脉浮，寒令脉急，雾伤皮腠，湿流关节，食伤脾胃，极寒伤经，极热伤络。

【白话讲解】

雾露之邪，多伤害人的上部；水湿之邪，多伤害人的下部；风邪多伤害人的体表；寒邪多伤害人体之里；饮食不节从口而入，这是食积为病。风、寒、湿、雾、饮食五种病邪伤害人体，各有一定的规律。风邪多在上午伤害人体，寒邪多在傍晚伤害人体；湿邪伤人偏于下部，雾邪伤人偏于上身。风邪侵犯人体多表现为浮脉，寒邪侵袭人体多表现为紧脉，雾露之邪易伤害人体皮肤腠理，湿浊之邪易流注关节，饮食不节易损伤脾胃，极寒之邪易伤经脉，极热之邪易伤络脉。

问曰：病有急当救里救表者，何谓也？师曰：病，医下之，续得下利清谷不止，身体疼痛者，急当救里；后身体疼痛，清便自调者，急当救表也。

【白话讲解】

弟子问：对于急症，有的先治里证，有的先治表证，这是为什么呢？仲圣回答说：疾病在表，医生误用下法治疗后，病人出现下利清谷不止，这时虽然有身体疼痛的表证，亦应当立即救治在里衰微之阳气，服药后，病人仍有身体疼痛的表证者，如果大便恢复正常，表明中阳已然来复，当急治其表。

夫病痼疾，加以卒病，当先治其卒病，后乃治其痼疾也。

【白话讲解】

病人患有难治的慢性病，现又得了新感之疾，治法应该是先治新病，然后治疗慢性病。

师曰：五脏病各有所得者愈；五脏病各有所恶，各随其所不喜者为病。病者素不应食，而反暴思之，必发热也。夫诸病在脏欲攻之，当随其所得而攻之，如渴者，与猪苓汤，余皆仿此。

【白话讲解】

仲圣说：五脏的疾病，能够得到适合病情需要的饮食、居住场所，病就可以好；同样，五脏的病，如果遇到病人所不喜欢的饮食、居住场所，疾病就会加重。假如病人突然想吃平素不爱吃的食物，食后就会助长病邪，引起发热。大凡治疗各种在里属实的病症，都应当视其具体情况进行治疗。譬如口渴，属阴虚内热与水邪互结的，应该给予猪苓汤育阴利水，水去而热除，口渴随之而解。其他类似的病症也可依照这个例子进行治疗。

痉湿暍病脉证治第二

本篇所论痉、湿、暍三病，均由感受外邪引起，同时又都有太阳表证，故合为一篇。

痉病邪在筋脉，以项背强急、口噤不开、甚至角弓反张为主症。外感、内伤都可致痉，但本篇是以外感风寒所致者为主，与温病热盛或津伤引起的痉厥有所不同。

湿病邪在肌肉关节，以发热身重，骨节痛烦为主症。有外湿、内湿之分，且湿邪为病，多有夹风、夹寒、夹热等区别。本篇以外湿及其兼证为主。

暍病即伤暑，以发热自汗，烦渴尿赤，少气脉虚为主症。每易兼寒夹湿，形成虚实夹杂之候。篇中中暍、中热之说，意义基本相同，均属外感伤暑范畴，于后世所谓烈日下远行，猝然昏倒之中暍，有所不同。

太阳病，发热无汗，反恶寒者，名曰

刚痉。

太阳病，发热汗出，而不恶寒，名曰柔痉。

【白话讲解】

太阳病，症见发热，无汗，反而怕冷，并有颈项转侧不利等症状的，称为刚痉；症见发热，汗出，反而不怕冷，并见筋脉拘急等症状的，称为柔痉。

太阳病，发热，脉沉而细者，名曰痉，为难治。

【白话讲解】

病人具有太阳病的症状，发热而脉象沉细的，此为正气不足，正虚邪气盛实的痉病，较难治疗。

太阳病，发汗太多，因致痉。

夫风病下之则痉，复发汗，必拘急。

疮家虽身疼痛，不可发汗，汗出则痉。

【白话讲解】

病人具有太阳病的脉证，发汗过多，损伤津液，可导致痉病。

太阳中风表虚证，治疗应当调和营卫，若误用攻下法，损伤津液，可致痉病；如果再用汗法发其汗，竭其津液，就会筋脉失养而拘挛。

久患疮疡流血、流脓的病人，虽然有身体疼痛的表证，也不能用发汗的方法治疗，误用汗法伤其津液，可导致痓病的发生。

病者身热足寒，颈项强急，恶寒，时头热，面赤目赤，独头动摇，卒口噤，背反张者，痓病也。若发其汗者，寒湿相得，其表益虚，即恶寒甚。发其汗已，其脉如蛇。

【白话讲解】

病人出现身上发热，两脚寒冷，颈项强直转动不灵活，全身怕冷，有时候头部发热，颜面及两眼发红，只有头部不自主的摇动，突然牙关紧闭不能张开，腰背强直，角弓反张，脉象寸关尺三部上下按之都弦紧等症状的，就是痓病。如果用汗法发其汗，那么外寒与汗湿相合，侵袭人体，使卫气更虚，肌体更加怕冷。发汗后，脉象转为沉伏不利，如同蛇行一样。

暴腹胀大者，为欲解，脉如故。反伏弦者，痓。

夫痓脉，按之紧如弦，直上下行。

痓病有灸疮，难治。

【白话讲解】

患痓病的人，突然出现腹部胀大，这是病

将愈的征象，脉象没有什么变化；如果仅见沉伏而弦的脉象，这是痉病未解的征象。

患痉病的人同时又有灸疮的，治疗比较困难。

太阳病，其证备，身体强，几几然，脉反沉迟，此为痉，瓜蒌桂枝汤主之。

【白话讲解】

患太阳病，头项强痛，发热，汗自出，恶风等症状具备，同时又出现项背强直，俯仰不能自如，脉象反见沉而迟的，属于痉病，可用瓜蒌桂枝汤治疗。

太阳病，无汗而小便反少，气上冲胸，口噤不得语，欲作刚痉，葛根汤主之。

【白话讲解】

病人具备太阳病的脉证，没有汗，小便反而少，自觉有气上冲胸部，牙关紧闭，不能说话的，这是将要发生刚痉的先兆，可用葛根汤治疗。

痉为病，一本痉字上有刚字。**胸满，口噤，卧不着席，脚挛急，必龂齿，可与大承气汤。**

【白话讲解】

刚痉的临床表现是胸部胀满，牙关紧闭，

角弓反张，不能平卧在床，下肢挛急，牙齿相磨有声音，可斟酌用大承气汤治疗。

太阳病，关节疼痛而烦，脉沉而细一作缓者，此名湿痹《玉函》云中湿。湿痹之候，小便不利，大便反快，但当利其小便。

【白话讲解】

病人具备一系列太阳表证，兼有关节疼痛剧烈而烦扰不安的症状，脉象沉而细的，这叫湿痹病。湿痹的证候，若小便不通利而大便反溏薄的，只能用利小便的方法进行治疗。

湿家之为病，一身尽疼。发热，身色如熏黄也。

【白话讲解】

患湿病的人，全身都疼痛。发热，皮肤颜色好像烟熏一样的暗黄。

湿家，其人但头汗出，背强，欲得被覆向火。若下之早则哕，或胸满，小便不利一云利。舌上如胎者，以丹田有热，胸上有寒，渴欲得饮而不能饮，则口燥烦也。

【白话讲解】

患湿病的人，只有头部汗出，背部强直，

喜厚衣裹被，或喜烤火取暖。若过早运用攻下法，则会出现呃逆，或者胸部胀满，小便不通利等表现；若舌上有白滑苔，则是因为误用下法后使热陷下焦丹田，而寒湿仍聚于上焦胸间心肺所致。还可出现口燥渴想饮水，但又喝不下，只是口干燥不适的症状。

湿家下之，额上汗出，微喘，小便利一云不利者，死；若下利不止者，亦死。

【白话讲解】

患湿病的人，误用攻下法以后，出现额上出汗，轻微的气喘，小便通利的，为不治之证；如果腹泻不止，也同样难治。

风湿相搏，一身尽疼痛，法当汗出而解，值天阴雨不止，医云此可发汗，汗之病不愈者，何也？盖发其汗，汗大出者，但风气去，湿气在，是故不愈也。若治风湿者，发其汗，但微微似欲出汗者，风湿俱去也。

【白话讲解】

风邪与湿邪相合侵袭人体肌肉和关节，周身都疼痛，本当用汗法治疗，使风湿之邪随汗出而病愈，如果正当天气阴雨不止，这时还是可以用发汗的方法治疗。用汗法风湿病不愈，这是为什么呢？这是因为发汗太过，出汗太多，只是风邪随汗而出，而湿邪仍在，所以病不愈。凡治风湿病，用汗法只宜微微汗出，使阳气周流全身，而风湿之邪才能随汗而解。

湿家病，身疼发热，面黄而喘，头痛，鼻塞而烦，其脉大，自能饮食，腹中和无病，病在头中寒湿，故鼻塞，内药鼻中则愈。

【白话讲解】

久患湿病的人，出现身体疼痛而发热，面色发黄而又气喘，头痛，鼻塞，心烦不安，脉象大，饮食正常的，是肠胃调和无病，而病在头部，是头部受了寒湿之邪侵袭，阻塞鼻窍所引起的，所以鼻塞不通，治疗应当用宣泄寒湿的药物塞在鼻孔里，则病可痊愈。

湿家身烦疼，可与麻黄加术汤发其汗为宜，慎不可以火攻之。

【白话讲解】

患湿病的人，身体疼痛而心烦不宁的，用麻黄加术汤发汗治疗比较适宜，千万不可用火熏、温针等火攻的方法治疗。

病者一身尽疼，发热，日晡所剧者，名风湿。此病伤于汗出当风，或久伤取冷所致也，可与麻黄杏仁薏苡甘草汤。

【白话讲解】

病人全身疼痛，发热，每天下午3：00—4：00加剧的，叫风湿病。这种病是由于汗出腠理疏松而感受风邪，或者长时间贪凉所引起的，可以用麻黄杏仁薏苡甘草汤治疗。

风湿，脉浮，身重，汗出恶风者，防己黄芪汤主之。

【白话讲解】

风湿病人，脉象浮，身体重滞，汗出怕风的，可用防己黄芪汤治疗。

伤寒八九日，风湿相搏，身体疼烦，不能自转侧，不呕不渴，脉浮虚而涩者，桂枝附子汤主之；若大便坚，小便自利者，去桂加白术汤主之。

【白话讲解】

患外感伤寒病已有八九天，风邪与湿邪相合侵袭人体，出现身体疼痛而心烦不安，不能自由转侧，不呕吐，口也不渴，脉象浮虚而涩的，可用桂枝附子汤治疗；如果大便干结，小便通利的，可用前方去桂枝加白术汤治疗。

风湿相搏，骨节疼烦，掣痛不得屈伸，近之则痛剧，汗出短气，小便不利，恶风不欲去衣，或身微肿者，甘草附子汤主之。

【白话讲解】

风与湿邪相合侵袭人体，肌肉、关节出现疼痛难忍，四肢抽掣，关节屈伸不利，用手触摸则疼痛加剧，汗出，气短，小便不通利，怕风，不愿脱减衣服，或出现轻度水肿的，可用甘草附子汤治疗。

太阳中暍，发热恶寒，身重而疼痛，其脉弦细芤迟。小便已，洒洒然毛耸，手足逆冷；小有劳，身即热，口开，前板齿燥。若发其汗，则恶寒甚；加温针，则发热甚；数下之，则淋甚。

【白话讲解】

暑邪伤害人体，首先侵犯太阳而引起发热、怕冷、身体沉重而疼痛等一系列表证，脉象弦细而兼芤迟，小便完了之后寒栗，身上毫毛坚起，四肢发凉；稍有劳动，阳气外浮而身体就会发热，口开气喘，门齿干燥。如果见到表证而贸然用汗法，那么怕冷就会加重；再误用温针，发热就会加剧；若屡次用攻下法，就会发生小便短少、淋涩而疼痛的淋病。

太阳中热者，暍是也。汗出恶寒，身热而渴，白虎加人参汤主之。

【白话讲解】

由于感受了暑热之邪而致太阳病的，称为暍病，也即是伤暑病。典型临床症状是汗出，怕冷，全身发热，口渴，可用白虎加人参汤来治疗。

太阳中暍，身热疼重而脉微弱，此以夏月伤冷水，水行皮中所致也，一物瓜蒂汤主之。

【白话讲解】

太阳中暑，出现发热，身体疼痛而沉重，脉象微弱的，是因为夏季贪凉饮冷，或者汗出用冷水淋浴，水湿之邪行于皮肤中所致，可用一物瓜蒂汤治疗。

百合狐惑阴阳毒病脉证治第三

本篇论述百合、狐惑、阴阳毒三种病的辨证与治疗。三者各有特征，但在某些证候上，却有类似的情况，故合为一篇。

百合病可发生在热病之后，余热未尽；亦可由于情志不遂，郁而化火所形成。通常以精神恍惚不定，口苦，小便赤，脉微数为其临床特征。

狐惑病是由于湿热虫毒所致，通常以目赤、咽喉及前后二阴的腐蚀症状为其临床特征。咽喉部腐蚀为惑；前后二阴溃烂为狐。

阴阳毒与感染疫毒有关，以发斑、咽喉痛为主症，属急性热病的范畴。

论曰：百合病者，百脉一宗，悉致其病也。意欲食复不能食，常默默，欲卧不能卧，欲行不能行，饮食或有美时，或有不用闻食臭时，

如寒无寒，如热无热，口苦，小便赤，诸药不能治，得药则剧吐利，如有神灵者，身形如和，其脉微数。

每溺时头痛者，六十日乃愈；若溺时头不痛，淅然者，四十日愈；若溺快然，但头眩者，二十日愈。其证或未病而预见，或病四五日而出，或病二十日，或一月微见者，各随证治之。

【白话讲解】

有论述说：谈起百合病的情况，认为人体百条脉络同出于一个根源，所以都会引起这种病。百合病的主要临床表现是想进食，但又吃不下去，经常沉默不语，想睡觉又睡不着，想走路又走不动；在饮食方面，有时口味很好，有时又不愿闻到饮食的气味；身上似乎怕冷，但又无明显的寒证，似乎有热，但又无发热的证候；口有苦味，小便颜色发红，很多药物都治不好这种病，服药后呕吐、腹泻得很厉害，病人神志恍惚，精神不定，好像有神灵作祟似的，捉摸不定，从外表看并没有显著的病态，只是脉搏稍微有点快。

若病人每次小便时头痛的，一般过六十天左右病可以好转；若病人在小便时头不痛，但有点怕风的，大概过四十天病就可以好转；若小便时很畅快，只感觉有一些头晕的，大约二十天病即愈。以上百合病的这些症状，有的在患伤寒病之前出现，有的在患伤寒病四五天后出现，有的在患伤寒病二十天或者一个月后稍微出现症状的，应该根据病情的深浅轻重，分别进行治疗。

百合病发汗后者，百合知母汤主之。

【白话讲解】

百合病误用汗法以后，体内津液重伤，应该用百合知母汤治疗。

百合病下之后者，滑石代赭汤主之。

【白话讲解】

百合病因误用攻下法以后发病的，可用滑石代赭汤治疗。

百合病吐之后者，百合鸡子汤主之。

【白话讲解】

百合病因误用吐法以后发病的，可用百合鸡子汤治疗。

百合病不经吐、下、发汗，病形如初者，百合地黄汤主之。

【白话讲解】

百合病没有用催吐、泻下、发汗等治法，

症状如第一条所述的，可用百合地黄汤治疗。

百合病一月不解，变成渴者，百合洗方主之。

【白话讲解】

百合病若经一个月之久仍不愈，反而出现口渴的，应用百合洗方治疗。

百合病渴不差者，瓜蒌牡蛎散主之。

【白话讲解】

百合病经用百合洗方治疗后仍口渴的，可用瓜蒌牡蛎散治疗。

百合病变发热者一作发寒热，百合滑石散主之。

【白话讲解】

百合病本无发热，若出现发热的，或发寒热的，可用百合滑石散治疗。

百合病见于阴者，以阳法救之；见于阳者，以阴法救之。见阳攻阴，复发其汗，此为逆；见阴攻阳，乃复下之，此亦为逆。

【白话讲解】

百合病若出现阴寒证的，应该用温阳散寒

的方法救治；若出现阳热证的，应该用滋阴清热的方法救治。如果见到阳热证，反用温阳散寒的方法治疗，又再发其汗，这属逆治法；同样，若见到阴寒之象，却用滋阴清热的方法治疗，又投以攻下药，这也属逆治法。

狐惑之为病，状如伤寒，默默欲眠，目不得闭，卧起不安。蚀于喉为惑，蚀于阴为狐，不欲饮食，恶闻食臭，其面目乍赤、乍黑、乍白。蚀于上部则声喝一作嗄**，甘草泻心汤主之。**

【白话讲解】

狐惑病的症状类似伤寒，病人沉默想睡，但又不能闭目安眠，睡下又想起来，神情不安。虫毒侵蚀上部咽喉的称为惑，侵蚀下部前后二阴的称为狐。病人不想吃东西，怕闻到饮食的气味；面色及眼睛的颜色也变化无常，一会儿红，一会儿黑，一会儿白。腐蚀于咽喉，就会出现声音嘶哑，可用甘草泻心汤治疗。

蚀于下部则咽干，苦参汤洗之。

蚀于肛者，雄黄熏之。

【白话讲解】

虫蚀于前阴部，就会出现咽喉干燥的表现，可用苦参汤外洗。

虫蚀于肛门的，可用雄黄外熏。

病者脉数，无热，微烦，默默但欲卧，汗出。初得之三四日，目赤如鸠眼；七八日，目四眦一本此有黄字黑；若能食者，脓已成也，赤豆当归散主之。

【白话讲解】

病人脉数，没有恶寒发热的症状，稍微有点烦躁，沉默无语，只想睡觉，汗出。开始得病的三四天，两眼红得像斑鸠的眼睛一样，到七八天，两眼的内、外眦变黑；如果此时能吃东西，说明热毒蕴结血分已成痈脓，可用赤小豆当归散治疗。

阳毒之为病，面赤斑斑如锦文，咽喉痛，唾脓血。五日可治，七日不可治，升麻鳖甲汤主之。

阴毒之为病，面目青，身痛如被杖，咽喉痛。五日可治，七日不可治，升麻鳖甲汤去雄黄、蜀椒主之。

【白话讲解】

阳毒病的临床表现为面部红色斑点，像织锦上的花纹一样，咽喉疼痛，吐脓血。这种病在病初的五天内易治，若超过七天，就很难治愈了，可用升麻鳖甲汤治疗。

阴毒病的临床表现为面部及眼睛发青，遍身疼痛如同被棍棒打了一样难忍，咽喉疼痛。

这种病在病初的五天内容易治疗，若超过七天以上，就很难治愈了，可用升麻鳖甲汤去雄黄、蜀椒治疗。

疟病脉证并治第四

本篇专论疟病。根据疟病的脉象，提出汗、吐、下、清、温、针灸、饮食调理等治疗方法。并按照疟病的脉证，寒热的多少分为瘅疟、温疟、牝疟，同时指出疟疾日久不愈，可以形成疟母。

本篇在《黄帝内经》理论的基础上，对疟疾的病机、症状、脉象、分类、治法等均有所论述，为后世论疟奠定了理论基础，其中治疟的方剂在现在的临床中仍有应用。

师曰：疟脉自弦，弦数者多热，弦迟者多寒。弦小紧者下之差，弦迟者可温之，弦紧者可发汗、针灸也，浮大者可吐之，弦数者风发也，以饮食消息止之。

【白话讲解】

仲圣说：疟病的脉象多弦，弦而数的多发热，弦而迟的多恶寒。其脉象弦而小紧的，采用攻下法治疗则病愈；弦而迟的可用温法治疗；弦而紧的可用汗法、针灸治疗；脉象浮而大的可以用吐法治疗；脉象弦数、属于感受风邪而发热的，可斟酌用饮食调理的方法进行治疗。

病疟，以月一日发，当以十五日愈；设不差，当月尽解；如其不差，当云何？师曰：此结为癥瘕，名曰疟母，急治之，宜鳖甲煎丸。

【白话讲解】

患疟病，若是在月初一日发病的，一般经过十五天治疗，病当治愈；假如不愈，那么病再过十五天就当解除；如果一月后仍不痊愈的，应当如何解释？仲圣说：这是由于疟邪与瘀血结于胁下，形成痞块所致，名叫疟母，应当及时进行治疗，可考虑用鳖甲煎丸。

师曰：阴气孤绝，阳气独发，则热而少气烦冤，手足热而欲呕，名曰瘅疟。若但热不寒者，邪气内藏于心，外舍分肉之间，令人消铄脱肉。

【白话讲解】

仲圣说：素体阴虚阳盛的人，患疟病后则津液愈亏而邪热独盛，表现为高热、气短、心中烦闷不舒，手足发热而想吐的，名叫瘅疟。如果只有发热而不怕冷的，是由于邪热侵扰内脏和体表，内外热盛、表里皆炽所致，所以容易使人消瘦。

温疟者，其脉如平，身无寒但热，骨节疼烦，时呕，白虎加桂枝汤主之。

【白话讲解】

温疟的临床表现为脉象不弦，平和如常人，全身只发热而不怕冷，即热多寒少，关节疼痛剧烈，时时呕吐，可用白虎加桂枝汤治疗。

疟多寒者，名曰牝疟，蜀漆散主之。

【白话讲解】

疟病寒多热少的，名叫牝疟，可用蜀漆散治疗。

中风历节病脉证并治第五

本篇论述的中风、历节两种疾病都属于广义风病的范畴，故合为一篇讨论。

本篇所论中风与《伤寒论》的中风不同。《伤寒论》所说的中风是外感风寒，病邪在表的一个证候。本篇所论中风属于杂病中的中风病。多因正气亏虚，受外邪诱发致病。中风的证候，多先猝然昏倒，而后出现半身不遂，口眼㖞斜，重则昏迷不识人等表现。

历节病是由于正气亏虚所致，与感受风邪密切相关，表现为疼痛遍历关节。

夫风之为病，当半身不遂，或但臂不遂者，此为痹。脉微而数，中风使然。

【白话讲解】

中风病，应当有半边肢体不能随意运动的表现。假如仅见一侧手臂不能随意活动的，则属于痹证。脉象微而数的，是中风病的脉象。

寸口脉浮而紧，紧则为寒，浮则为虚；寒虚相搏，邪在皮肤；浮者血虚，络脉空虚；贼邪不泻，或左或右；邪气反缓，正气即急，正气引邪，㖞僻不遂。

邪在于络，肌肤不仁；邪在于经，即重不胜；邪入于腑，即不识人；邪入于脏，舌即难言，口吐涎。

【白话讲解】

寸口脉见浮紧之象，紧脉为感受外寒所致，浮脉由卫气不足引发，主里虚。外寒与里虚相交争，使邪留于肌肤。浮脉是因为血虚，致使络脉空虚所致，外邪侵入留滞不去，乘虚客于身体的左或右侧，受邪的一侧，络脉痹阻，故松弛舒缓，而健康的一侧经脉气血运行正常，相对反见紧张拘挛，健侧牵引病侧，出现口眼向一边㖞斜的表现。

邪犯络脉，肌肤失养，可见肌肤麻木不仁的表现；邪犯经脉，肢体失养，可见肢体沉重无力，活动不灵活的表现；病邪进一步深入到腑，上扰神明，可见神志不清的表现；邪深入到脏，脏属阴，诸阴脉皆连于舌，脏气厥而不达于舌下，可见不能说话，口流涎水的表现。

寸口脉迟而缓，迟则为寒，缓则为虚。荣缓则为亡血，卫缓则为中风。邪气中经，则身痒而瘾疹；心气不足，邪气入中，则胸满而短气。

【白话讲解】

寸口脉象迟中带缓，迟脉为有寒的表现，缓脉为营卫不足的征象。营虚是由于失血于内所致，卫虚则是由于风伤于外所引发。风寒之邪乘虚侵入经脉，就可出现全身瘙痒而伴发瘾疹的表现；如果心气不足，又受邪气侵害，就会发生胸部胀满和短气的症状。

寸口脉沉而弱，沉即主骨，弱即主筋，沉即为肾，弱即为肝。汗出入水中，如水伤心，历节黄汗出，故曰历节。

【白话讲解】

寸口脉沉而弱，沉脉主骨病，弱脉主筋病，沉脉主肾病，弱脉主肝病。如果汗出后浸入水中，由于汗为心液，汗与水湿相互搏结后便会伤及心气；汗湿流注关节，则关节肿痛，出黄汗，所以叫历节病。

趺阳脉浮而滑，滑则谷气实，浮则汗自出。

少阴脉浮而弱，弱则血不足，浮则为风，风血相搏，即疼痛如掣。

盛人脉涩小，短气，自汗出，历节疼，不可屈伸，此皆饮酒汗出当风所致。

【白话讲解】

趺阳部脉见浮而滑，滑脉为胃肠谷气积聚成实的表现，浮脉为里热外蒸的征象，故而汗出。

少阴脉浮而弱，弱脉为阴血虚少的表现，浮脉为外感风邪，风邪搏结于血虚之经脉，致经脉痹阻所致，故出现了关节牵掣疼痛的症状。

肥胖人的脉象涩小，症见气短，自汗，全身关节游走性疼痛，屈伸不利，这是由于饮酒以后汗出感受风邪所致。

诸肢节疼痛，身体魁羸，脚肿如脱，头眩短气，温温欲吐，桂枝芍药知母汤主之。

【白话讲解】

全身各个关节疼痛，身体瘦弱，而两脚肿大似乎要和肢体脱离一样，头晕，气短，时时想吐的，可用桂枝芍药知母汤治疗。

味酸则伤筋，筋伤则缓，名曰泄；咸则伤骨，骨伤则痿，名曰枯；枯泄相搏，名曰断泄。荣气不通，卫不独行，荣卫俱微，三焦无所御，四属断绝，身体羸瘦，独足肿大，黄汗出，胫冷。假令发热，便为历节也。

【白话讲解】

过食酸味的东西会伤筋，筋受伤则变弛缓，

走路不方便，这称之为泄；过食咸味的东西则伤骨，骨受伤则痿软无力，不能行立，这称之为枯；筋缓与骨痿相合，称之为断泄。营气不通，则卫气不能随营气运行，营卫都虚弱，三焦功能失职，不能够统御水道输送精气，则四肢失养，身体极度消瘦，唯独两脚肿大，出黄汗，小腿发凉。假若出现发热的症状，则为历节病。

病历节不可屈伸，疼痛，乌头汤主之。

【白话讲解】

历节病人，关节疼痛剧烈而不能随意屈伸的，可用乌头汤治疗。

血痹虚劳病脉证并治第六

本篇论述的血痹、虚劳两病均属虚证，故合为一篇论述，重点论述虚劳病。

血痹以肢体局部麻木为主症，是由于气血不足，感受外邪所引起的。血痹与痹证有所不同，后者以肢体筋骨疼痛为主症，是风寒湿三气杂感所致。

本篇的虚劳，范围广泛，凡是由于劳伤所致的慢性衰弱疾患，皆称为虚劳。虚劳的病理机制是五脏气血阴阳虚损。提出了补益脾肾是治疗虚劳的重要措施。

问曰：血痹病从何得之？师曰：夫尊荣人，骨弱肌肤盛，重因疲劳汗出，卧不时动摇，加被微风，遂得之。但以脉自微涩，在寸口，关上小紧，宜针引阳气，令脉和紧去则愈。

【白话讲解】

弟子问：血痹病是怎样得的？仲圣回答说：

好逸恶劳、养尊处优的人，虽然肌肉很丰满，但筋骨脆弱，不耐劳苦，肌表腠理疏松，虽然只是轻微的劳动，但也会使其感到疲劳、汗出，睡眠时辗转难以入睡，不时翻动身体，进而使阳气重伤，又复受微风侵袭，于是就得了血痹病。仅诊其脉象，则寸口部脉微弱而带涩，关上脉呈现小紧，这是阳微血滞，感受风寒之候，由于病邪轻浅，可考虑用针刺法引动阳气，使脉归平和而不紧，那么病就好了。

血痹阴阳俱微，寸口关上微，尺中小紧，外证身体不仁，如风痹状，黄芪桂枝五物汤主之。

【白话讲解】

血痹病人，阴阳气血都不足，寸口、关部的脉象微弱，尺部脉呈小紧之象，在外的证候是身体麻木不仁，像风痹病一样，可用黄芪桂枝五物汤治疗。

夫男子平人，脉大为劳，极虚亦为劳。

【白话讲解】

男子从表面上看没有什么显著的病态，而脉象大而无力的，是虚劳病的表现，脉象极虚的，也是虚劳病的表现。

男子面色薄者，主渴及亡血，卒喘悸，脉

浮者，里虚也。

【白话讲解】

男子面色苍白无华的，应当见口渴和失血症；如果突然出现气喘，心悸，脉象浮大无力的，则是里虚的缘故。

男子脉虚沉弦，无寒热，短气里急，小便不利，面色白，时目瞑，兼衄，少腹满，此为劳使之然。

【白话讲解】

男子的脉象虚弱兼沉弦，不恶寒发热，有呼吸急促，少腹拘急，小便不通利，面色白，经常有两眼昏花，鼻腔出血，少腹胀满等症状的，均属于虚劳病的范畴。

劳之为病，其脉浮大，手足烦，春夏剧，秋冬瘥，阴寒精自出，酸削不能行。

【白话讲解】

虚劳病的表现为脉象浮大无力，手足烦热，春夏两季加重，秋冬季节减轻，前阴寒冷，精关不固而精液自动滑出，两腿酸痛消瘦不能行走。

男子脉浮弱而涩，为无子，精气清冷。

【白话讲解】

男子脉象浮弱兼涩的，是真阳不足，精少清冷，不能授胎的征象，故无子。

夫失精家，少腹弦急，阴头寒，目眩一作目眶痛，发落，脉极虚芤迟，为清谷、亡血、失精。脉得诸芤动微紧，男子失精，女子梦交，桂枝加龙骨牡蛎汤主之。

【白话讲解】

素有亡失精液的患者，常表现为少腹部紧急而不柔和，阴茎龟头寒凉，眩晕，头发脱落，脉象虚弱兼芤迟，多出现下利清谷、亡血、失精的症状；若脉象芤动或微紧，则男子患遗精，女子患梦交，可用桂枝加龙骨牡蛎汤治疗。

男子平人，脉虚弱细微者，喜盗汗也。

【白话讲解】

男子从外表上看没有病，但脉却呈现虚弱或细微之象，经常睡着了出汗。

人年五六十，其病脉大者，痹侠背行，若肠鸣，马刀侠瘿者，皆为劳得之。

【白话讲解】

人的年龄到了五六十岁的时候，脉象大

而按之无力，脊背有麻木不仁的感觉，如果腹中肠鸣，或腋下、颈部生瘰疬的，都由虚劳所致。

脉沉小迟，名脱气，其人疾行则喘喝，手足逆寒，腹满，甚则溏泄，食不消化也。

【白话讲解】

脉象沉兼小迟的，叫脱气。病人走快了就会气喘，手足逆冷，腹部胀满，严重的还会出现大便稀溏，饮食不消化的症状。

脉弦而大，弦则为减，大则为芤，减则为寒，芤则为虚，虚寒相搏，此名为革。妇人则半产漏下，男子则亡血失精。

【白话讲解】

脉象弦而兼大，弦脉重按则衰减，大脉中空如芤脉，弦脉主寒证，芤脉主虚证，弦、芤两脉相合，称为革脉。在妇人，主患小产或漏下；在男子，主患亡血或遗精。

虚劳里急，悸，衄，腹中痛，梦失精，四肢酸疼，手足烦热，咽干口燥，小建中汤主之。

【白话讲解】

虚劳病见少腹挛急，心悸，鼻出血，腹部

疼痛，梦遗失精，四肢疼痛，手足心烦热，口干咽燥的，可用小建中汤治疗。

虚劳里急，诸不足，黄芪建中汤主之。于小建中汤内加黄芪一两半，余依上法。气短胸满者，加生姜；腹满者，去枣加茯苓一两半，及疗肺虚损不足，补气加半夏三两。

【白话讲解】

虚劳病，少腹挛急，阴阳气血俱不足的，可用黄芪建中汤治疗。在小建中汤中加黄芪一两半，其他的按以上方法。气短胸满的，加生姜；腹满的，去大枣加茯苓一两半。还可治疗肺气虚损不足，补气加半夏三两。

虚劳腰痛，少腹拘急，小便不利者，八味肾气丸主之方见脚气中。

【白话讲解】

虚劳病，腰痛，少腹拘挛，小便不通利的，可用八味肾气丸治疗。

虚劳诸不足，风气百疾，薯蓣丸主之。

【白话讲解】

虚劳病，阴阳气血都不足，如因感受风邪所致各种病症的，可用薯蓣丸治疗。

虚劳虚烦不得眠，酸枣仁汤主之。

【白话讲解】

虚劳病，虚热烦躁，不能入眠的，可用酸枣仁汤治疗。

五劳虚极羸瘦，腹满不能饮食，食伤、忧伤、饮伤、房室伤、饥伤、劳伤、经络营卫气伤，内有干血，肌肤甲错，两目黯黑。缓中补虚，大黄䗪虫丸主之。

【白话讲解】

由于五劳而致身体极度虚弱，肌肉消瘦而腹部胀满，不能吃东西的，究其原因是由于饮食失节、忧伤过度、饮酒过量及房事、饥饿、疲劳过度等所引起。经络、营卫气血受到邪气损伤，致使瘀血内留，出现皮肤粗糙如鱼鳞状，两眼周围呈黯黑色等症状。治法宜缓消瘀血，调补体虚，可用大黄䗪虫丸治疗。

肺痿肺痈咳嗽上气病脉证治第七

肺痿是指肺气痿弱不振，有虚热与虚寒两种病情，前者是热在上焦，津液枯燥所致；后者是肺中虚冷，不能制下所致。但二者均为慢性衰弱疾患，且多继发于其他疾病或误治之后，主要症状为多唾涎沫等。

痈是肺生痈脓的病变，由于感受风邪热毒引起，多表现为风热证候，病情变化可分为三个阶段，即表证期、酿脓期、溃脓期，以咳嗽、胸痛、吐脓痰腥臭等为主症。一般来说肺痿属于虚证，肺痈属于实证，但肺痈后期可转变为虚证。

咳嗽上气，即咳嗽气逆，有虚实之分，本篇所论，为外邪内饮，邪气闭实的肺胀证。证候表现多为咳嗽气喘，喉中痰鸣，不能平卧等。

问曰：热在上焦者，因咳为肺痿，肺痿之病，从何得之？师曰：或从汗出，或从呕吐，或从消渴，小便利数，或从便难，又被快药下利，重亡津液，故得之。曰：寸口脉数，其人咳，口中反有浊唾涎沫者何？师曰：为肺痿之病。若口中辟辟燥，咳即胸中隐隐痛，脉反滑数，此为肺痈，咳唾脓血。脉数虚者为肺痿，数实者为肺痈。

【白话讲解】

弟子问：热邪在上焦胸肺引起咳嗽，日久而成为肺痿病，肺痿病是什么原因引起的呢？仲圣回答说：或者因为发汗太过，或者因为呕吐频繁，或者因为消渴病多尿转化而来，或者因为大便干结，而用峻泻药攻下致腹泻太过，均可致津液严重耗损，阴虚生内热，热灼肺叶，所以得这个病。又问：寸口脉象数，人应干咳无痰，现在病人反咳出脓痰或涎沫，这是为什么呢？仲圣回答说：这是肺痿病。如果口中干燥，咳嗽时伴有胸部隐隐作痛，脉象反现滑数的，为肺痈病，咳嗽当吐脓血。脉象数而虚的为肺痿；脉象数而实的为肺痈。

问曰：病咳逆，脉之何以知此为肺痈？当有脓血，吐之则死，其脉何类？师曰：寸口脉微而数，微则为风，数则为热；微则汗出，数则恶寒。风中于卫，呼气不入；热过于荣，吸而不出。风伤皮毛，热伤血脉。风舍于肺，其人则咳，口干喘满，咽燥不渴，多唾浊沫，时时振寒。热之所过，血为之凝滞，蓄结痈脓，吐如米粥。始萌可救，脓成则死。

【白话讲解】

弟子问：病人咳嗽气上逆，诊脉怎样知道这就是肺痈病呢？肺痈病发展到吐脓血的时候就会死，它的脉象又是怎样的呢？仲圣回答说：寸口脉象微而数，微脉是风邪所致，数脉是有热的表现；脉微则汗出，脉数则恶寒。风邪初伤卫分时，邪气可随呼气排出体外而不吸入；热邪进入营分时，邪气就随吸气深入到体内而不易排出。风邪易伤皮毛，热邪易伤血脉。风邪滞留于肺部，病人就会出现咳嗽，口中干燥，气喘，胸中满闷，咽喉干燥而不渴，多咳吐稠痰或泡沫痰，时时寒战的症状。热邪进一步深入营血，致血液凝滞，热甚则肉腐，肉腐则蓄结成脓，吐出像米粥样的腥臭脓痰。病在初起阶段尚可治疗，到了痈脓已成的时候，治疗就困难了。

上气面浮肿，肩息，其脉浮大，不治又加利尤甚。

上气喘而躁者，属肺胀，欲作风水，发汗则愈。

【白话讲解】

患气喘的病人，面部浮肿，呼吸极度困难，以至抬肩呼吸，脉象浮大而不任重按的，属不治之症；再加上泄泻不止，则病情更加危险。

气上逆喘息而烦躁的，属肺胀病，若发展成为风水浮肿之证，用发汗的方法治疗，病可痊愈。

肺痿吐涎沫而不咳者，其人不渴，必遗尿、小便数。所以然者，以上虚不能制下故也。此为肺中冷，必眩，多涎唾，甘草干姜汤以温之。若服汤已渴者，属消渴。

【白话讲解】

肺痿病人吐涎沫而不咳嗽的，口不渴，一定有遗尿、小便频数的症状。出现这些症状的原因，是上焦虚寒，不能制约下焦膀胱的缘故。此为肺的虚寒证，一定会出现眩晕、频吐涎唾的表现，可以用甘草干姜汤来温肺治疗。如果服用此药后出现口渴的，属于消渴病。

咳而上气，喉中水鸡声，射干麻黄汤主之。

【白话讲解】

咳嗽气喘的病人，喉中痰鸣如田鸡叫声的，可用射干麻黄汤治疗。

咳逆上气，时时吐唾浊，但坐不得眠，皂荚丸主之。

【白话讲解】

咳嗽、气喘，时时吐出稠痰，只能坐而不能平卧的，可用皂荚丸治疗。

咳而脉浮者，厚朴麻黄汤主之。

【白话讲解】

咳嗽而脉浮的，可用厚朴麻黄汤治疗。

脉沉者，泽漆汤主之。

【白话讲解】

脉沉的，可用泽漆汤治疗。

大逆上气，咽喉不利，止逆下气者，麦门冬汤主之。

【白话讲解】

虚火上炎，咳喘气逆，咽喉干燥不利的，可用止逆下气法治疗，宜用麦门冬汤。

咳而胸满，振寒脉数，咽干不渴，时出浊唾腥臭，久久吐脓如米粥者，为肺痈，桔梗汤主之。

【白话讲解】

咳嗽而胸部胀满，寒战，脉数，咽喉干燥而不渴，时常吐出黏稠腥臭脓痰，拖延日久吐出米粥样脓痰的，是肺痈病，可用桔梗汤治疗。

咳而上气，此为肺胀，其人喘，目如脱状，脉浮大者，越婢加半夏汤主之。

【白话讲解】

咳嗽气逆，这是肺胀的表现。病人喘气，两眼突出好像要脱出眼眶一样，脉象浮大的，可用越婢加半夏汤治疗。

肺胀，咳而上气，烦躁而喘，脉浮者，心下有水，小青龙加石膏汤主之。

【白话讲解】

水饮内伏，复感风寒而诱发肺胀的病人，出现咳嗽气逆，烦躁气喘，脉象浮的症状，可用小青龙加石膏汤治疗。

奔豚气病脉证治第八

本篇主要论述奔豚气的病机、症状、治法。奔豚气病的症状以“气从少腹上冲咽喉，发作欲死，复还止”为特征。病因病机多与情志变化有关，但有在肝、在肾和属寒、属热的不同，应予以鉴别。

师曰：病有奔豚，有吐脓，有惊怖，有火邪，此四部病，皆从惊发得之。

师曰：奔豚病，从少腹起，上冲咽喉，发作欲死，复还止，皆从惊恐得之。

【白话讲解】

仲圣说：疾病有奔豚，有吐脓，有惊怖，有火邪，这四种病，都是由于惊恐使精神受到刺激而得的。

仲圣说：奔豚气病发作的时候，病人自觉有气从少腹起上冲到咽喉，此时病人痛苦之极，发作后又如同正常人一样，这种病都是由于惊恐等精神刺激而引起的。

奔豚气上冲胸，腹痛，往来寒热，奔豚汤主之。

【白话讲解】

奔豚病发作时，有气上冲胸部，腹部疼痛，寒热往来的，可用奔豚汤治疗。

发汗后，烧针令其汗，针处被寒，核起而赤者，必发奔豚，气从少腹上至心，灸其核上各一壮，与桂枝加桂汤主之。

【白话讲解】

太阳表证，用发汗的方法治疗后，病没有好，又用火针治疗再发其汗，针刺部位受到寒邪的侵入，出现核状红色肿块的，必定要发奔豚，气从少腹上冲到心胸，治疗应该在核状红色硬结上各灸一壮，另外，可内服桂枝加桂汤治疗。

胸痹心痛短气病脉证治第九

本篇叙述了胸痹与心痛的病因、病机和证治，其中以论胸痹为主。胸痹是以病位和病机命名的，“痹”是闭塞不通之意，不通则痛，故胸痹是以胸膺部痞闷疼痛为主症的。心痛是以病位和症状命名的，其病情比较复杂，本篇所述心痛，主要是正当心前区的疼痛证。短气指呼吸急迫，在本篇作为胸痹的一种症状来叙述。

胸痹和心痛两病，均有疼痛症状，发病部位临近；病因、病机有所相同，且可相互影响，合并发生，而短气又是胸痹病的常见症状，故合为一篇讨论，有利于临床辨证。

师曰：夫脉当取太过不及，阳微阴弦，即胸痹而痛，所以然者，责其极虚也。今阳虚知在上焦，所以胸痹、心痛者，以其阴弦故也。

【白话讲解】

仲圣说：诊脉应当注意它的太过与不及。譬如关前寸口脉象微，关后尺部脉象弦，这就是胸痹心痛的病症，之所以这样，是因为寸口脉象微，说明上焦的阳气不足，尺部的脉象弦，表明阴邪盛于下，所以会出现胸痹、心痛的病症。

平人无寒热，短气不足以息者，实也。

【白话讲解】

外表上看起来健康的人，没有恶寒发热的症状，突然见到气急短促、呼吸不利的，属实证。

胸痹之病，喘息咳唾，胸背痛，短气，寸口脉沉而迟，关上小紧数，瓜蒌薤白白酒汤主之。

【白话讲解】

胸痹病，症状见喘息，咳嗽，吐痰涎，胸背部疼痛，气短，寸口脉象沉兼迟，关上小紧数的，可用瓜蒌薤白白酒汤治疗。

胸痹，不得卧，心痛彻背者，瓜蒌薤白半夏汤主之。

【白话讲解】

胸痹病，症见喘息不能平卧，心胸部

痛牵引连及背痛的，可用瓜蒌薤白半夏汤治疗。

胸痹心中痞，留气结在胸，胸满，胁下逆抢心，枳实薤白桂枝汤主之；人参汤亦主之。

【白话讲解】

胸痹病，症见心中痞满的，是气郁结在胸中的征象。胸部满闷，胁下气逆上冲心胸的，可用枳实薤白桂枝汤治疗，也可用人参汤治疗。

胸痹，胸中气塞，短气，茯苓杏仁甘草汤主之；橘枳姜汤亦主之。

【白话讲解】

胸痹病，症见心胸满闷，呼吸气短的，可用茯苓杏仁甘草汤治疗，亦可用橘枳姜汤治疗。

胸痹缓急者，薏苡附子散主之。

【白话讲解】

胸痹病情急迫的，可用薏苡附子散治疗。

心中痞，诸逆，心悬痛，桂枝生姜枳实汤主之。

【白话讲解】

胃脘痞满，停留于心下的水饮或寒邪向上冲逆，致胃脘部向上牵引疼痛的，可用桂枝生姜枳实汤治疗。

心痛彻痛，背痛彻心，乌头赤石脂丸主之。

【白话讲解】

胃脘部疼痛牵连到背部，或从背部牵连到胃脘部的，可用乌头赤石脂丸治疗。

腹满寒疝宿食病脉证治第十

本篇论述了腹满、寒疝、宿食病的脉证和治疗。腹满以腹中胀满为主，可以出现于多种不同的病变过程中，病机较复杂。本篇属于实热证的病变多与肠胃有关，或涉及于表；属于虚证、寒证的，多与脾肾有关，或涉及于肝。

寒疝是一种阴寒性的腹中疼痛证。本篇所论凡寒气攻冲作痛的，概称为寒疝。在病情上有虚实之分，在病位上有里寒与表里皆寒之别。

宿食，一般称为伤食或食积，是由脾胃功能失常，食物经宿不消而停积于胃肠所致。但由于停留的部位不同，其反映的证候也有差异。

因为三者皆有腹部胀满或疼痛的表现，在症状上有一定的联系，其所出方治有的可以相互借用，故合为一篇。

趺阳脉微弦，法当腹满，不满者必便难，两胠疼痛，此虚寒从下上也，当以温药服之。

病者腹满，按之不痛为虚，痛者为实，可下之。舌黄未下者，下之黄自去。

腹满时减，复如故，此为寒，当与温药。

【白话讲解】

趺阳部脉象微而弦的，应该有腹部胀满的症状，如果腹部不胀满，一定会出现大便困难，两侧腋下、腰以上部位疼痛的表现，这是由于下焦阳虚，寒气从下上逆的缘故，应当用温药治疗。

病人有腹部胀满的症状，按之不痛的为虚证，按之痛的为实证，实证当用泻下法治疗。如果腹满而舌苔黄，没有用泻下法的，用泻下药后则黄苔消退而病愈。

腹部胀满有时减轻，随即又依然如故的，属寒证，当用温药治疗。

病腹满，发热十日，脉浮而数，饮食如故，厚朴七物汤主之。

【白话讲解】

病人腹部胀满，伴发热十天，脉象浮而数，饮食正常的，可用厚朴七物汤治疗。

腹中寒气，雷鸣切痛，胸胁逆满，呕吐，

附子粳米汤主之。

【白话讲解】

腹部受寒邪侵袭，出现肠鸣腹痛，胸胁胀满，呕吐的，可用附子粳米汤治疗。

痛而闭者，厚朴三物汤主之。

【白话讲解】

腹部疼痛而见大便秘结不通的，可用厚朴三物汤治疗。

按之心下满痛者，此为实也，当下之，宜大柴胡汤。

【白话讲解】

用手按心下胃脘部位，感觉胀满疼痛的，属实证，应当用攻下法，宜用大柴胡汤治疗。

腹满不减，减不足言，当须下之，宜大承气汤。

【白话讲解】

腹部胀满没有减轻的时候，即使有时减轻，也微乎其微，当须用泻下法，可考虑用大承气汤治疗。

心胸中大寒痛，呕不能饮食，腹中寒，上冲皮起，出见有头足，上下痛而不可触近，大建中汤主之。

【白话讲解】

心胸部位寒邪盛，出现剧烈疼痛、呕吐、不能饮食，腹中寒气攻冲，致使腹壁隆起像头、足样肿块，上下攻冲疼痛而不可触摸等症状的，可用大建中汤治疗。

胁下偏痛，发热，其脉紧弦，此寒也，以温药下之，宜大黄附子汤。

【白话讲解】

胁下一侧疼痛，兼有发热，脉象紧而弦的，属寒实证，应当用温下法，宜用大黄附子汤治疗。

寒疝腹中痛，及胁痛里急者，当归生姜羊肉汤主之。

【白话讲解】

寒疝病人，腹部疼痛拘急，牵连两胁下疼痛的，可用当归生姜羊肉汤治疗。

其脉数而紧，乃弦，状如弓弦，按之不移。脉数弦者，当下其寒；脉紧大而迟者，必心下

坚；脉大而紧者，阳中有阴，可下之。

【白话讲解】

病人脉数兼紧的是弦脉，像弓弦那样按之挺直不移。脉数兼弦的，应当用温下法祛其寒邪；脉紧大而迟的，一定会出现心下胃脘部坚实痞硬之症；脉大兼紧的，为阳中有阴，可用下法治疗。

五脏风寒积聚病脉证并治第十一

本篇主要论述了肝着、脾约、肾着三种病证的治疗。

肝着，其人常欲蹈其胸上，先未苦时，但欲饮热，旋覆花汤主之。

【白话讲解】

患肝着病的人，时常想要别人用脚踏着他的胸部才觉舒服。在没有感到疾病痛苦的时候，只想喝热汤，可用旋覆花汤治疗。

趺阳脉浮而涩，浮则胃气强，涩则小便数，浮涩相搏，大便则坚，其脾为约，麻子仁丸主之。

【白话讲解】

趺阳部的脉象浮而涩，浮脉属胃气强盛，

涩脉属小便频数，浮脉与涩脉相合，大便则坚硬，这是脾被胃热约制成脾约证的表现，可用麻子仁丸治疗。

肾着之病，其人身体重，腰中冷，如坐水中，形如水状，反不渴，小便自利，饮食如故，病属下焦，身劳汗出，衣里冷湿，久久得之，腰以下冷痛，腹重如带五千钱，甘姜苓术汤主之。

【白话讲解】

患肾着的病人，症见身体沉重，腰部寒冷，如坐在水中，从外形看，好像是水气病，但口不渴，小便通利，饮食正常，病属下焦，身体劳动而汗出，衣服里面又冷又湿，久而久之便得这种病，腰部以下寒冷、疼痛，腰腹部沉重得如带五千铜钱似的，可用甘姜苓术汤治疗。

痰饮咳嗽病脉证并治第十二

本篇论述痰饮和咳嗽，重点在于痰饮，咳嗽是痰饮病中的一个症状。

痰饮可分为痰饮、悬饮、溢饮和支饮四种。前者是四种痰饮的总称，后者仅指痰饮停留于肠胃的病变。

除四饮之外还有留饮和伏饮。此二者是指水饮留而不行，潜伏不出，体现饮病的深久，非四饮之外另有水饮病。

问曰：夫饮有四，何谓也？师曰：有痰饮，有悬饮，有溢饮，有支饮。

问曰：四饮何以为异？师曰：其人素盛今瘦，水走肠间，沥沥有声，谓之痰饮；饮后水流在胁下，咳唾引痛，谓之悬饮；饮水流行，归于四肢，当汗出而不汗出，身体疼重，谓之溢饮；咳逆倚息，短气不得卧，其形如肿，谓之支饮。

【白话讲解】

弟子问：饮病有哪四种？仲圣回答说：有痰饮、有悬饮、有溢饮、有支饮。

弟子问：四饮有什么区别呢？仲圣回答说：痰饮病人未病之前身体肥胖，患病以后身体消瘦，水在肠间流动，可听到咕噜噜的响声的，叫痰饮；水饮形成以后，饮邪流注胁下，咳嗽或吐痰时牵引胸胁疼痛，叫悬饮；水饮泛溢到四肢肌肉之间，应当随汗排出，如果不汗出，而见身体疼痛沉重的，叫溢饮；咳嗽气喘、倚床呼吸，呼吸急迫而不能平卧，外形轻度水肿的，叫支饮。

夫心下有留饮，其人背寒冷如手大。

留饮者，胁下痛引缺盆，咳嗽则辄已一作转甚。

胸中有留饮，其人短气而渴，四肢历节痛。脉沉者，有留饮。

【白话讲解】

水饮留在心下胃脘部，则病人会感到背部寒冷，冷处约有手掌大。

留饮在胁下，两胁下疼痛会牵引到缺盆部位，咳嗽时则疼痛加剧。

水饮留在胸中，则病人会出现短气和口渴，四肢关节遍历疼痛的症状，脉沉为有留饮的征象。

膈上病痰，满喘咳吐，发则寒热，背痛腰疼，目泣自出，其人振振身瞤剧，必有伏饮。

【白话讲解】

膈上有痰饮的人，可见胸部胀满，气喘，咳嗽，吐痰涎，病发作的时候，恶寒发热，腰背部疼痛，咳喘剧烈时，两眼流泪，身体颤抖得很厉害，不能坐立，这必然是有伏饮的表现。

夫病人饮水多，必暴喘满；凡食少饮多，水停心下，甚者则悸，微者短气。

脉双弦者，寒也，皆大下后善虚；脉偏弦者，饮也。

【白话讲解】

若病人饮水过多，则必然会突发喘息胀满的表现；若吃的少而饮水多，致使水停心下胃脘，严重的则会出现水气凌心而心悸的症状，轻微的可见呼吸气短的表现。

两手脉弦的，属于寒证，都是因为大下以后里虚所致；如果一手脉弦的，是饮邪停留一处的征象。

病痰饮者，当以温药和之。

【白话讲解】

痰饮病人，应当用温性的药物调治。

心下有痰饮，胸胁支满，目眩，苓桂术甘汤主之。

【白话讲解】

心下有痰饮停留，见胸胁支撑胀满，头昏目眩的，可用苓桂术甘汤治疗。

夫短气，有微饮，当从小便去之，苓桂术甘汤主之方见上；肾气丸亦主之。

【白话讲解】

有轻微的饮邪停留，出现呼吸短促的，应当用健脾利小便的方法，使水饮从小便排出，可用苓桂术甘汤治疗；若属肾气不足的，应当用肾气丸温肾化气以利小便。

病者脉伏，其人欲自利，利反快，虽利，心下续坚满，此为留饮欲去故也，甘遂半夏汤主之。

【白话讲解】

病人脉象沉伏，没有服泻下药，自己想要泻泄，泻后反而觉得舒畅，虽然下利，心下继续痞坚胀满的，这是留饮有欲去之势的表现，可用甘遂半夏汤治疗。

脉浮而细滑，伤饮。

脉弦数，有寒饮，冬夏难治。

【白话讲解】

脉象浮而细滑的，是被水饮所伤害的征象。

脉象弦而数的，是有寒饮的征象，冬夏季节治疗困难。

脉沉而弦者，悬饮内痛。

病悬饮者，十枣汤主之。

【白话讲解】

脉象沉而弦的，是水饮停在胁下的征象，谓之悬饮，可引起胁下疼痛的表现。

患悬饮病的，可用十枣汤治疗。

病溢饮者，当发其汗，大青龙汤主之；小青龙汤亦主之。

【白话讲解】

患溢饮病的，应当用发汗的方法，可用大青龙汤治疗；亦可用小青龙汤治疗。

膈间支饮，其人喘满，心下痞坚，面色黧黑，其脉沉紧，得之数十日，医吐下之不愈，木防己汤主之。虚者即愈，实者三日复发，复与不愈者，宜木防己汤去石膏加茯苓芒硝汤主之。

【白话讲解】

支饮停留在膈间，病人气喘胸满，心下痞塞坚硬，面色暗黑，脉象沉紧，患病已数十天，医生曾用吐法，攻下法病不愈的，可用木防己汤治疗；服药后如果心下痞塞坚硬变软，病属虚结的，则病即时痊愈；如果心下仍坚实痞结的，三天以后可复发，宜用木防己汤去石膏加茯苓芒硝汤治疗。

心下有支饮，其人苦冒眩，泽泻汤主之。

【白话讲解】

支饮停滞在心下胃脘部，病人感到头目昏眩的，可用泽泻汤治疗。

支饮胸满者，厚朴大黄汤主之。

【白话讲解】

支饮病而见胸部胀满的，可用厚朴大黄汤治疗。

支饮不得息，葶苈大枣泻肺汤主之。

【白话讲解】

支饮病人，见呼吸困难的，可用葶苈大枣泻肺汤治疗。

呕家本渴，渴者为欲解。今反不渴，心下有支饮故也，小半夏汤主之。

【白话讲解】

经常呕吐的病人，因津液受伤，本来应该有口渴症，口渴是饮邪随呕吐而去、病欲痊愈的征象。现在反而口不渴，这是心下胃脘有支饮的缘故，可用小半夏汤治疗。

腹满，口舌干燥，此肠间有水气，己椒苈黄丸主之。

【白话讲解】

腹部胀满，口舌干燥的，由肠间有水饮停留所引起，可用己椒苈黄丸治疗。

卒呕吐，心下痞，膈间有水，眩悸者，小半夏加茯苓汤主之。

【白话讲解】

病人突然呕吐，心下胃脘痞满的，是膈间有停水的表现，若兼有头眩心悸的，则可用半夏加茯苓汤治疗。

假令瘦人，脐下有悸，吐涎沫而癫眩，此水也，五苓散主之。

【白话讲解】

假如身体消瘦的人，脐下有悸动感，出现口吐涎沫而头晕目眩症状的，属水饮之证，可用五苓散治疗。

消渴小便不利淋病脉证并治第十三

本篇论述消渴、小便不利和淋病。这些疾病大多涉及口渴和小便的变化，病位在肾与膀胱，所出方治，有的可相互通用，故合为一篇。

消渴病从证候病理的变化上可分为上、中、下三消。上消主肺；中消主胃；下消主肾。

小便不利是一个症状，可见于多种疾病，本篇内容主要包括时病和杂病中一些以小便不利为主的病证。

淋病是以小便淋沥涩痛为主的病证。从证候和病理变化上可分为五淋，即石淋、血淋、膏淋、气淋、劳淋。

厥阴之为病，消渴，气上冲心，心中疼热，饥而不欲食，食即吐，下之不肯止。

【白话讲解】

厥阴病的表现为口渴喜饮无度，气逆向上冲心，心中疼痛灼热，有饥饿感而又不想进食，食后即呕吐不止，如果用下法治疗，就会腹泻不止。

寸口脉浮而迟，浮即为虚，迟即为劳，虚则卫气不足，劳则荣气竭。趺阳脉浮而数，浮即为气，数即消谷而大坚，气盛则溲数，溲数即坚，坚数相搏，即为消渴。

【白话讲解】

寸口脉象浮而迟，浮脉属虚证，迟脉属劳证，虚是卫气不足的表现，劳是营气衰竭的表现。趺阳脉浮而数，浮是胃气盛的表现，数是胃热的表现，热则消谷善饥而大便坚硬，胃气盛则水湿之邪渗于膀胱而小便频数，小便数则大便更加坚硬，小便数与大便坚同时出现的，就是消渴病。

男子消渴，小便反多，以饮一斗，小便一斗，肾气丸主之。

【白话讲解】

男子患消渴病，小便反而增多，有饮水一斗，小便也一斗症状的，可用肾气丸治疗。

脉浮，小便不利，微热消渴者，宜利小便，

发汗，五苓散主之。

渴欲饮水，水入则吐者，名曰水逆，五苓散主之。

【白话讲解】

病人脉浮，有小便不通利，轻度发热，极度口渴症状的，宜用利小便和发汗的方法，可用五苓散治疗。

口渴想喝水，但饮后又吐出的，叫水逆证，可用五苓散治疗。

渴欲饮水不止者，文蛤散主之。

【白话讲解】

口渴饮水不停止的，可用文蛤散治疗。

淋之为病，小便如粟状，小腹弦急，痛引脐中。

【白话讲解】

淋病的症状为小便不通畅，排尿频数而量少，如粟状样东西点滴而出，小腹拘急紧张，疼痛牵引到脐中。

趺阳脉数，胃中有热，即消谷引食，大便必坚，小便即数。淋家不可发汗，发汗则必便血。

【白话讲解】

趺阳部位脉象数的，是胃中有邪热的征象，表现为消谷善饥，大便一定坚硬，小便次数增多。素患淋病的人，不可妄用发汗法，若误用汗法，就一定会出现尿血的症状。

小便不利者，有水气，其人若渴，瓜蒌瞿麦丸主之。

【白话讲解】

小便不通利的，是体内有水饮停留的表现，病人苦于口渴的，可用瓜蒌瞿麦丸治疗。

水气病脉证并治第十四

本篇论述水气病的病因病机、辨证及治疗。根据不同的脉症，可将水气分为风水、皮水、正水、石水、黄汗五种类型；亦有五脏水及水分、气分、血分之别。

本病的形成主要是肺、脾、肾三脏的功能失调所致，与三焦、膀胱亦有密切的关系。在治疗上，提出了发汗、利小便、逐水三大法则，对指导临床实践具有很大价值。

师曰：病有风水、有皮水、有正水、有石水、有黄汗。风水，其脉自浮，外证骨节疼痛，恶风；皮水，其脉亦浮，外证胕肿，按之没指，不恶风，其腹如鼓，不渴，当发其汗；正水，其脉沉迟，外证自喘；石水，其脉自沉，外证腹满不喘；黄汗，其脉沉迟，身发热，胸满，四肢头面肿，久不愈，必致痈脓。

【白话讲解】

仲圣说：水气病有风水、皮水、正水、石水、黄汗等五种类型。风水病的脉象浮，其症状是周身骨节疼痛而怕风；皮水病的脉象亦浮，同时可见身体浮肿，用手按压皮肤凹陷不起，不怕风，腹部胀大如鼓，口不渴的症状，应当用发汗的方法治疗；正水的脉象沉迟，外证表现为气喘；石水的脉象沉，外证表现为腹部胀满而不喘；黄汗病的脉象沉而迟，症状表现为全身发热，胸部胀满，四肢及头面浮肿，日久不愈，一定会导致痈脓。

脉浮而洪，浮则为风，洪则为气，风气相搏，风强则为隐疹，身体为痒，痒为泄风，久为痂癞；气强则为水，难以俯仰。风气相击，身体洪肿，汗出乃愈。恶风则虚，此为风水；不恶风者，小便通利，上焦有寒，其口多涎，此为黄汗。

【白话讲解】

脉象浮而洪，浮脉为有风的表现，洪脉为水气盛的表现，风与水气相互搏结，风邪强于水气，就会发生瘾疹，而且身体发痒，痒是风邪外透的表现，称为泄风，日久不愈，会发展成为痂癞；水气强于风邪，就会发生水气病，症见身体俯仰困难。风邪与水气互相搏结，就会出现全身浮肿的现象，用发汗的方法治疗则愈，怕风是卫气虚的表现，属风水病；不怕风，小便通利，上焦有寒，病人口中涎沫多的，属黄汗病。

寸口脉沉滑者，中有水气，面目肿大，有热，名曰风水。视人之目窠上微拥，如蚕新卧起状，其颈脉动，时时咳，按其手足上，陷而不起者，风水。

【白话讲解】

寸口部脉象沉滑的，为体内有水气的征象，面目浮肿，发热的，名叫风水。望诊见病人两眼泡微肿，像睡眠后刚醒的一样，颈部的脉管跳动明显，时常咳嗽，用手按压病人的手脚皮肤凹陷不起的，是风水病。

太阳病，脉浮而紧，法当骨节疼痛，反不疼，身体反重而酸，其人不渴，汗出即愈，此为风水。恶寒者，此为极虚，发汗得之。渴而不恶寒者，此为皮水。

身肿而冷，状如周痹。胸中窒，不能食，反聚痛，暮躁不得眠，此为黄汗。痛在骨节。咳而喘，不渴者，此为脾胀，其状如肿，发汗即愈。然诸病此者，渴而下利，小便数者，皆不可发汗。

【白话讲解】

患太阳病，脉象浮而兼紧的，理应有骨节

疼痛的症状，今反不疼，身体反而感到沉重而酸，病人口不渴，出汗以后病可以好的，是风水病。怕冷，是身体极度虚弱而又发汗损伤卫阳所引起的。口渴而不怕冷的，是皮水病。

全身浮肿而又怕冷的，症状像周痹证。胸中憋闷，不能进食，反觉骨节疼痛，傍晚时烦躁不安，不能入眠的，是黄汗病。咳嗽而又气喘，口不渴的，是脾胀病。其症状像水肿病，用发汗的方法治疗病就可以痊愈。然而这些患水气病的人，口渴而腹泻，小便次数较多的，都不可以用发汗的方法治疗。

里水者，一身面目黄肿，其脉沉，小便不利，故令病水。假如小便自利，此亡津液，故令渴也，越婢加术汤主之。

【白话讲解】

患皮水病的人，面目及全身其他部位都浮肿，脉象沉，小便不通利，导致水湿潴留，所以患水气病。如果小便通利，则是水去而津液损伤的表现，所以病人会出现口渴的症状，可用越婢加术汤治疗。

趺阳脉当伏，今反紧，本自有寒，疝瘕，腹中痛，医反下之，下之即胸满短气。

趺阳脉当伏，今反数，本自有热，消谷，小便数，今反不利，此欲作水。

【白话讲解】

趺阳部位的脉象应当呈现伏象，现今反见紧象的，是体内本来有寒的缘故。例如，寒疝、瘕病、腹中痛等病，医生反用下法，攻下后即感胸部胀满，呼吸气短。

趺阳部位的脉象应当呈现伏象，现今反见数象的，是体内本来有热的缘故，应当出现食物消化得快，小便频数的表现；如果小便不通利的，则是将要产生水气病的表现。

寸口脉浮而迟，浮脉则热，迟脉则潜，热潜相搏，名曰沉。趺阳脉浮而数，浮脉即热，数脉即止，热止相搏，名曰伏。沉伏相搏，名曰水。沉则络脉虚，伏则小便难，虚难相搏，水走皮肤，即为水矣。

【白话讲解】

寸口的脉象浮而迟，浮脉为有邪热的表现，迟脉为潜藏的表现，热与潜相合，名叫沉。趺阳部位的脉象浮而数，浮脉是有热的表现，数脉为水谷精微停滞于中，不能运化的表现，热与止相合，名叫伏。沉与伏相合，名叫水。沉为络脉空虚的表现，伏为小便困难的表现，虚与难相合，水邪泛溢肌肤，就会形成水气病。

寸口脉弦而紧，弦则卫气不行，即恶寒，

水不沾流，走于肠间。少阴脉紧而沉，紧则为痛，沉则为水，小便即难。

【白话讲解】

寸口的脉象弦而紧，弦脉为卫气运行不畅的表现，故而怕冷，水液不能循常道流行，而下注于肠间。少阴的脉象紧而沉，紧脉是痛证的表现，沉脉为有水的表现，于是小便就困难。

脉得诸沉，当责有水，身体肿重。水病脉出者，死。

【白话讲解】

诊脉沉的，当有水气，身体肿胀而沉重，如果水病而脉象暴出无根的，是死证。

夫水病人，目下有卧蚕，面目鲜泽，脉伏，其人消渴。病水腹大，小便不利，其脉沉绝者，有水，可下之。

【白话讲解】

水气病人，症见眼泡浮肿，好像蚕卧在上面一样，颜面、眼部光亮润泽，脉象伏。如果病人出现口渴，饮水多，腹部膨隆肿大，小便不通利，脉象沉绝的，是里有水气的表现，可用下法治疗。

问曰：病下利后，渴饮水，小便不利，腹满因肿者，何也？答曰：此法当病水，若小便自利及汗出者，自当愈。

【白话讲解】

弟子问：患腹泻以后，口渴饮水，小便不通利，腹部胀满而阴部水肿的，这是什么道理呢？仲圣回答说：按道理要发生水气病；如果小便通畅，及有汗出的，病当自愈。

师曰：诸有水者，腰以下肿，当利小便；腰以上肿，当发汗乃愈。

【白话讲解】

仲圣说：治疗水肿病的原则是腰以下浮肿的，应当用利小便的方法治疗；腰以上浮肿的，应当用发汗的方法治疗，病就会好。

师曰：寸口脉沉而迟，沉则为水，迟则为寒，寒水相搏。趺阳脉伏，水谷不化，脾气衰则鹜溏，胃气衰则身肿；少阳脉卑，少阴脉细，男子则小便不利，妇人则经水不通，经为血，血不利则为水，名曰血分。

问曰：病有血分水分，何也？师曰：经水前断，后病水，名曰血分，此病难治；先病水，后经水断，名曰水分，此病易治。何以故？去水，其经自下。

【白话讲解】

仲圣说：寸口的脉象沉而迟，沉脉为有水的表现，迟脉是有寒的表现，寒与水相互搏结为害。趺阳部位的脉象伏，饮食不能消化，脾气虚衰大便就水粪杂下，如鸭溏。胃气虚衰症见身体浮肿；少阳脉卑，少阴脉细，在男子就会有小便不通利的症状，在妇人就会出现经水不通的表现，月经来源是血，经血不通就形成水气病，叫血分。

弟子问：水肿病有血分、水分，是指什么呢？仲圣说：先月经闭阻不通，然后出现水肿的，叫血分，这种病难治；先水肿，然后出现月经闭止的，叫水分，这种病容易治。这是为什么呢？因为水一去，月经就会来潮。

问曰：病者苦水，面目身体四肢皆肿，小便不利，脉之，不言水，反言胸中痛，气上冲咽，状如炙肉，当微咳喘，审如师言，其脉何类？

师曰：寸口脉沉而紧，沉为水，紧为寒，沉紧相搏，结在关元，始时尚微，年盛不觉，阳衰之后，荣卫相干，阳损阴盛，结寒微动，肾气上冲，喉咽塞噎，胁下急痛。医以为留饮而大下之，气击不去，其病不除。后重吐之，胃家虚烦，咽燥欲饮水，小便不利，水谷不化，面目手足浮肿。又与葶苈丸下水，当时如小差，食饮过度，肿复如前，胸胁苦痛，象若奔豚，

其水扬溢，则浮咳喘逆。当先攻击冲气，令止，乃治咳，咳止，其喘自差。先治新病，病当在后。

【白话讲解】

弟子问：患水气病的病人，有面目、身体四肢都浮肿，小便不通畅的症状，仲圣在按罢脉，诊病说不是水气病，反谈到胸中疼痛，气逆上冲到咽部，咽中好像有块烤肉梗塞一样，应当有轻微咳嗽、气喘的表现。病情果真像仲圣说的那样，他的脉象属何类？

仲圣回答说：寸口的脉象沉而紧，脉沉为有水的表现，脉紧为有寒的表现，沉紧相合，寒水交结，聚于下焦关元，起初病情轻微，青壮年时，阳气旺盛，不觉得怎么样。待年老体弱、身体渐衰时，营卫不调，阳虚阴盛，阴寒闭塞，下焦的寒水随肾气上冲，使得咽喉部感到梗塞，胁下拘急疼痛。医生认为是留饮，而大量使用攻下药物泻下，结果导致气逆不降，寒水不除，后来医生再用吐法，损伤胃气，使胃气虚而烦闷，咽喉干燥想喝水，小便不通利，饮食不消化，水谷之精微不能运化，故面目、手脚浮肿。医生又用葶苈丸泻其水，当时水肿虽稍见消退，但如果稍有不慎，食饮过度，浮肿又会和以前一样，胸胁部苦于疼痛，形如奔豚病发作一样，水气随冲气泛滥，上迫于肺，则见咳嗽、气喘。此时治疗，应当先降其冲逆之气，待冲气平以后，再治咳嗽，咳嗽停止，喘息自然痊愈。先治冲气、咳嗽、气喘等新病，然后再治水气旧病。

风水，脉浮身重，汗出恶风者，防己黄芪汤主之。腹痛者加芍药。

【白话讲解】

风水病，脉象浮，身体沉重，汗出怕风的，可用防己黄芪汤治疗。有腹痛的可加芍药。

风水，恶风，一身悉肿，脉浮不渴，续自汗出，无大热，越婢汤主之。

【白话讲解】

怕风，全身都浮肿，脉象浮，口不渴，不断地出汗，全身没有大热的，可用越婢汤治疗。

皮水为病，四肢肿，水气在皮肤中，四肢聂聂动者，防己茯苓汤主之。

【白话讲解】

皮水病人，四肢浮肿，水气在皮肤中，四肢肌肉轻微跳动的，可用防己茯苓汤治疗。

里水，越婢加术汤主之；甘草麻黄汤亦主之。

【白话讲解】

皮水病，可用越婢加术汤治疗；亦可用甘草麻黄汤治疗。

水之为病，其脉沉小，属少阴。浮者为风；无水虚胀者，为气。水，发其汗即已。脉沉者宜麻黄附子汤；浮者宜杏子汤。

【白话讲解】

水气病人，脉象沉小的属少阴。脉浮的为有风；没有水气、虚胀的为气病。水气病，发汗就能痊愈。脉象沉的，宜用麻黄附子汤治疗；脉象浮的，宜用杏子汤治疗。

厥而皮水者，蒲灰散主之。

【白话讲解】

患皮水病，而见四肢厥冷的，可用蒲灰散治疗。

问曰：黄汗之为病，身体肿一作重，发热汗出而渴，状如风水，汗沾衣，色正黄如柏汁，脉自沉，何从得之？师曰：以汗出入水中浴，水从汗孔入得之，宜芪芍桂酒汤主之。

【白话讲解】

弟子问：黄汗这种病，症见身体浮肿，发热汗出而口渴，病状像风水，汗出沾衣，颜色正黄如黄柏汁一样，脉象沉，这种病是怎样得的呢？仲圣回答说：这是因为出汗以后，进入水中洗浴，水湿从汗孔渗入肌肤而得病，宜用芪芍桂酒汤治疗。

黄汗之病，两胫自冷，假令发热，此属历节。食已汗出，又身常暮卧盗汗出者，此劳气也。若汗出已反发热者，久久其身必甲错；发热不止者，必生恶疮。若身重，汗出已辄轻者，久久必身瞤，瞤即胸中痛，又从腰以上必汗出，下无汗，腰髋弛痛，如有物在皮中状，剧者不能食，身疼重，烦躁，小便不利，此为黄汗，桂枝加黄芪汤主之。

【白话讲解】

患黄汗病，其症状是两小腿寒冷，假如小腿发热，这属于历节病。进食后出汗，又常常在晚上睡觉时身体出汗较多（盗汗）的，是虚劳病。如果汗出以后，反而发热的，日久身上肌肤一定会出现干燥粗糙得像鳞甲般交错的表现；长期发热不止的，一定会生恶疮。如果身体沉重，汗出以后，身体感到轻松的，日久必然出现肌肉掣动的表现，肌肉掣动使得胸中疼痛，又有从腰以上必然出汗，腰以下没有汗，腰及髋部胀痛，好像有虫在皮肤里面爬行一样，严重的不能吃东西，身体疼痛、重滞，烦躁，小便不通畅症状的，是黄汗病，可用桂枝加黄芪汤治疗。

师曰：寸口脉迟而涩，迟则为寒，涩为血不足。趺阳脉微而迟，微则为气，迟则为寒。寒气不足，则手足逆冷；手足逆冷，则荣卫不利；荣卫不利，则腹满胁鸣相逐；气转膀胱，荣卫俱劳；阳气不通即身冷，阴气不通即骨疼；阳前通则恶寒，阴前通则痹不仁。阴阳相得，其气乃行，大气一转，其气乃散；实则失气，虚则遗溺，名曰气分。

【白话讲解】

仲圣说：寸口的脉象迟而涩，脉迟为有寒的表现，脉涩是血虚的表现。趺阳部位的脉象微而迟，脉微主脾阳不足，脉迟为寒气内盛的表现，寒盛阳虚，不暖四肢，故而手足逆冷；手足逆冷，则说明营卫运行不利；营卫运行不通利，就会出现腹部胀满、肠鸣的症状；寒气转入膀胱，使营卫之气都很虚弱；阳气不通，不能温暖肌肤，则觉身冷，阴气不通，就觉骨痛；阳气先通而阴气不跟着流通，就怕冷，阴气先通而阳气不跟着流通，不能濡养肌肉，则觉麻木不仁。阴气和阳气相互协调，营卫之气才能正常运行，胸中宗气就会流转，寒气就能自然消散；实证的邪气，就会从后阴由矢气而排泄，虚证的邪气，就会从前阴由小便而排出，这叫气分病。

气分，心下坚，大如盘，边如旋杯，水饮所作，桂枝去芍药加麻辛附子汤主之。

【白话讲解】

气分病，心下胃脘坚硬，用手触摸如盘如杯的，是水饮寒邪停积心下胃脘所致，可用桂枝去芍药加麻辛附子汤治疗。

心下坚，大如盘，边如旋盘，水饮所作，枳术汤主之。

【白话讲解】

水饮痞结胃脘，心下坚硬，像盘那样大小，边缘像圆盘那样坚硬的，是水饮寒邪停积而成，可用枳术汤治疗。

黄疸病脉证并治第十五

本篇专论黄疸病。从发病机制上可将黄疸病分为湿热发黄、寒湿发黄、火劫发黄、燥结发黄、女劳发黄及虚黄等类型，其中以湿热发黄为重点。

从病因来分，有黄疸、谷疸、酒疸、女劳疸等；从证治来看，有湿胜、热胜、湿热俱胜的不同。

具体治疗方法有解表发汗、清利湿热、润燥逐瘀、调补脾胃等，以清利湿热为重点。

寸口脉浮而缓，浮则为风，缓则为痹。痹非中风，四肢苦烦，脾色必黄，瘀热以行。

【白话讲解】

寸口的脉象浮而缓，浮脉为有风热的表现，缓脉主湿热内蕴。此浮缓脉实非太阳中风证，四肢感到很不舒服，脾主黄色，脾所蕴结的湿热侵入血分，行于体表，就成为黄疸。

跌阳脉紧而数，数则为热，热则消谷，紧则为寒，食即为满。尺脉浮为伤肾，趺阳脉紧为伤脾。风寒相搏，食谷即眩，谷气不消，胃中苦浊，浊气下流，小便不通，阴被其寒，热流膀胱，身体尽黄，名曰谷疸。

【白话讲解】

趺阳部位的脉象紧而数，数脉是有热的表现，胃热盛则能消食善饥，紧脉是有寒的表现，寒伤脾阳，运化失职，而出现食后腹部胀满的症状。尺部的脉象浮，是风热伤肾的表现；趺阳部位的脉象紧，是寒邪伤脾的表现。风寒相合，进食后即感到头部眩晕，食物不能消化，内酿湿热，胃为湿热侵扰，湿热浊气下流膀胱，就会出现小便不通利的症状。由于足太阴脾经感受寒湿，加之胃热流入膀胱，所以全身发黄，这种病名叫谷疸。

额上黑，微汗出，手足中热，薄暮即发，膀胱急，小便自利，名曰女劳疸；腹如水状不治。

心中懊侬而热，不能食，时欲吐，名曰酒疸。

【白话讲解】

症见额部的颜色变黑，微汗出，手足心发热，每到傍晚时分就发病，膀胱拘急，小便通畅的，叫女劳疸。如果症见腹部胀满、好像有水的样子的，属不治之症。

病人感觉心中郁闷而又燥热不安，不能进食，时常恶心想吐的，叫酒疸。

阳明病，脉迟者，食难用饱，饱则发烦头眩，小便必难，此欲作谷疸。虽下之，腹满如故，所以然者，脉迟故也。

【白话讲解】

阳明病脉象迟的，不能饱食，若饱食则气滞不化而感到烦闷、头晕目眩，小便很困难，这是将要发生谷疸的征兆。虽然用了泻下剂，但腹部胀满依然不减，之所以会这样，是脉迟的缘故。

夫病酒黄疸，必小便不利，其候心中热，足下热，是其证也。

【白话讲解】

患酒疸的病人，一定会有小便不通畅，胃中灼热，足心发热的表现，这就是酒黄疸的症状。

酒黄疸者，或无热，靖言了了，腹满，欲吐，鼻燥。其脉浮者，先吐之；沉弦者，先下之。

酒疸，心中热，欲呕者，吐之愈。

【白话讲解】

酒疸病人，有的不发热，神情安静，语言

不乱，出现腹部胀满、想吐、鼻腔干燥等症状。假如他的脉象浮的，说明病邪在上，可首先采用涌吐剂治疗；脉象沉弦的，说明病邪在下，可首先采用下法治疗。

酒疸病人，胃中有热想吐的，可用吐法治疗，病即愈。

酒疸下之，久久为黑疸，目青面黑，心中如啖蒜齑状，大便正黑，皮肤爪之不仁，其脉浮弱，虽黑微黄，故知之。

【白话讲解】

酒疸病人，如果误用下法，日久会转为黑疸，症见眼睛发青而面色发黑，胃中灼热，像吃了姜、蒜等辛辣之物一样难受，大便呈黑色，搔抓皮肤没有痛痒感觉，病人脉象浮而弱，皮肤呈黑微带黄色，所以知道这是酒疸误用下法的结果。

师曰：病黄疸，发热烦喘，胸满口燥者，以病发时，火劫其汗，两热所得。然黄家所得，从湿得之。一身尽发热而黄，肚热，热在里，当下之。

【白话讲解】

仲圣说：患黄疸病，出现发热、烦躁、气喘、胸胁胀满、口咽干燥等症状的，是因为病初发的时候，误用艾灸、温针或熏法等火攻的方法强迫出汗，以致热邪与火邪相合。但是，黄疸病的形成，是因湿郁而得。如果病人全身都发热，面目发黄，肚中灼热，为热邪郁结在里的表现，应当用下法治疗。

脉沉，渴欲饮水，小便不利者，皆发黄。

腹满，舌痿黄，躁不得睡，属黄家。

【白话讲解】

脉象沉，口渴想喝水，小便不通利的，都会发生黄疸病。

病人的腹部胀满，舌色黄而不润泽，烦躁而不能入睡的，都属于黄疸病的范畴。

黄疸之病，当以十八日为期，治之十日以上瘥，反剧为难治。

【白话讲解】

黄疸这种病应当以十八天为病愈的期限，若治疗十天以上病愈的，为易治；若病情反而加剧的，为难治之症。

疸而渴者，其疸难治；疸而不渴者，其疸可治。

发于阴部，其人必呕；阳部，其人振寒而发热也。

【白话讲解】

黄疸病人若出现口渴的，这种黄疸治疗困

难；若黄疸病人口不渴的，这种黄疸可以治疗。

若病邪在里，病人必然呕吐；若病邪在表，病人就会恶寒、发热。

谷疸之为病，寒热不食，食即头眩，心胸不安，久久发黄，为谷疸，茵陈蒿汤主之。

【白话讲解】

谷疸这种病，症见恶寒发热，不吃东西，食后就感头目眩晕，心胸部烦闷不适，时间久了，全身皮肤发黄而成为谷疸，可用茵陈蒿汤治疗。

黄家，日晡所发热，而反恶寒，此为女劳得之。膀胱急，少腹满，身尽黄，额上黑，足下热，因作黑疸。其腹胀如水状，大便必黑，时溏，此女劳之病，非水也。腹满者难治。硝石矾石散主之。

【白话讲解】

黄疸病人，一般在午后四五点钟的时候发热，若症见身上反而怕冷的，是得了女劳疸的表现。如果症见膀胱拘急，少腹胀满，全身发黄，额头色黑，足心发热的，是得了黑疸病的表现。如果腹部胀满如有水一样，大便必然是黑色，时常溏泄，这是女劳病，不是水气病。腹部胀满的，治疗困难。可用硝石矾石散治疗。

酒黄疸，心中懊侬，或热痛，栀子大黄汤主之。

【白话讲解】

患酒黄疸的病人，出现心中郁闷不宁，或发热、疼痛的，可用栀子大黄汤治疗。

诸病黄家，但利其小便；假令脉浮，当以汗解之，宜桂枝加黄芪汤主之。

【白话讲解】

各种黄疸病人，只须通利小便；假如脉象浮，应当用汗法，宜用桂枝加黄芪汤治疗。

诸黄，猪膏发煎主之。

【白话讲解】

各种黄疸病，可用猪膏发煎治疗。

黄疸病，茵陈五苓散主之。

【白话讲解】

黄疸病，可用茵陈五苓散治疗。

黄疸腹满，小便不利而赤，自汗出，此为

表和里实，当下之，宜大黄硝石汤。

【白话讲解】

黄疸病人，出现腹部胀满、小便不畅而色红、自汗出等症状的，是表无病而里有实热的表现，应当用下法，宜用大黄硝石汤治疗。

黄疸病，小便色不变，欲自利，腹满而喘，不可除热，热除必哕。哕者，小半夏汤主之。

【白话讲解】

黄疸病人，若小便颜色不变，想要腹泻，腹部胀满而气喘的，不能用苦寒清泻之法除热，否则，热虽除，必然导致胃气上逆而引起呃逆。有呃逆的，可用小半夏汤治疗。

诸黄，腹痛而呕者，宜柴胡汤。

【白话讲解】

各种黄疸病，凡出现腹部疼痛而呕吐的，宜用柴胡汤治疗。

男子黄，小便自利，当与虚劳小建中汤。

【白话讲解】

男子患黄疸病，小便通畅的，应当用治疗虚劳病的小建中汤治疗。

惊悸吐衄下血胸满瘀血病脉证治第十六

本篇论述了惊、悸、吐、衄、下血和瘀血等病，胸满为瘀血的一个症状。

惊与悸是两种病证，惊是惊恐，精神不定，卧起不安；悸是自觉心中跳动。有所触而动曰惊，无所触而动曰悸；惊之证发于外，悸之证在于内，但临床多并称。

吐、衄、下血和瘀血，皆为血脉之病，但其发病机理、病变部位不同，故治疗有差异，而总括其证治，则不外乎寒热虚实与温凉补泻。

寸口脉动而弱，动即为惊，弱则为悸。

【白话讲解】

寸口的脉象动而弱，脉动主惊证，脉弱主悸证。

师曰：尺脉浮，目睛晕黄，衄未止；晕黄去，目睛慧了，知衄今止。

【白话讲解】

仲圣说：尺部的脉浮，眼睛昏花，看不清物体，表明鼻腔出血尚未停止；如果目睛昏花已去，病人自觉视物清晰，则知道鼻出血已经停止了。

又曰：从春至夏衄者太阳，从秋至冬衄者阳明。

【白话讲解】

又说：从春季至夏季鼻出血的，病属于太阳表邪所致，从秋季至冬季鼻出血的，病属足阳明里热所致。

衄家不可汗，汗出必额上陷，脉紧急，直视不能眴，不得眠。

【白话讲解】

平素经常流鼻血的病人，不可乱用汗法治疗，若误用汗法，必然会引起额旁动脉紧张拘急，两眼直视，不能自由转动，不能入睡的症状。

病人面无血色，无寒热，脉沉弦者，衄；浮弱，手按之绝者，下血；烦咳者，必吐血。

【白话讲解】

病人面色苍白，没有恶寒发热，脉象沉而弦的，是鼻出血的征象；脉象浮而弱，用手重按脉不应指的，主下血；病人烦躁、咳嗽的，一定会吐血。

夫吐血，咳逆上气，其脉数而有热，不得卧者，死。

【白话讲解】

吐血病人，若出现咳嗽、气喘、脉象数、发热、不能平卧的，是死证。

夫酒客咳者，必致吐血，此因极饮过度所致也。

【白话讲解】

平素嗜酒的人，出现咳嗽的，必然导致吐血，这是饮酒过度的原因。

寸口脉弦而大，弦则为减，大则为芤，减则为寒，芤则为虚，寒虚相击，此名曰革，妇人则半产漏下，男子则亡血。

【白话讲解】

寸口脉弦而大，脉弦主阳气衰减，脉大中空如葱管，阳气衰减的为有寒，大而中空的为血虚，寒与虚相合，叫革，妇人患小产和漏下，男子则失血。

亡血不可发其表，汗出即寒慄而振。

【白话讲解】

失血的病人，不可乱用发汗解表药，若误用汗法，不仅会导致阴血受伤，而且使得阳气亦虚损，故出现怕冷、寒战的症状。

病人胸满，唇痿舌青，口燥，但欲漱水不欲咽，无寒热，脉微大来迟，腹不满，其人言我满，为有瘀血。

【白话讲解】

病人胸部胀满，口唇枯萎而不润泽，舌质青紫，口中干燥，只想漱水而不想吞咽，无恶寒发热，脉象浮大而迟，从外形看，腹部并不胀满，但自觉腹部胀满，这是体内有瘀血的表现。

病者如热状，烦满，口干燥而渴，其脉反无热，此为阴伏，是瘀血也，当下之。

【白话讲解】

病人自觉有热，心烦胸满，口咽干燥而渴，诊其脉并无热象的，是热伏于血分，是有瘀血的表现，应当用攻下法逐瘀血。

火邪者，桂枝去芍药加蜀漆牡蛎龙骨救逆汤主之。

【白话讲解】

用温针和火熏的方法发汗而感受热邪的，可用桂枝去芍药加蜀漆牡蛎龙骨救逆汤治疗。

心下悸者，半夏麻黄丸主之。

【白话讲解】

病人心下悸动的，可用半夏麻黄丸治疗。

吐血不止者，柏叶汤主之。

【白话讲解】

吐血不止的，可用柏叶汤治疗。

下血，先便后血，此远血也，黄土汤主之。

【白话讲解】

下血，如果先有大便，而后下血的，称为远血，可用黄土汤治疗。

下血，先血后便，此近血也，赤小豆当归

散主之。

【白话讲解】

下血，先下血而后大便的，称为近血，可用赤小豆当归散治疗。

心气不足，吐血、衄血，泻心汤主之。

【白话讲解】

病人心烦不安，吐血，鼻出血的，可用泻心汤治疗。

呕吐哕下利病脉证治第十七

本篇论述了呕吐、哕、下利病的病因病机和证治。呕吐包括胃反，一般以有物有声为呕，有物无声为吐，临床二者常并称。哕，即呃逆，是胃膈气逆之证。下利包括泄泻和痢疾。上述病证均属胃肠疾患，且互相影响，合并发生，故合为一篇论述。

本篇所述病证，病机主要是脾胃升降失常所致，但与肾阳不足或肝失疏泄亦有关。凡属实证、热证多治以和胃降逆，通腑去邪；而属于虚证、寒证的，多治以健脾温肾。

夫呕家有痈脓，不可治呕，脓尽自愈。

【白话讲解】

经常呕吐而里面有痈脓的病人，不能只治疗呕吐，待脓液排尽，呕吐自然痊愈。

先呕却渴者，此为欲解。先渴却呕者，为水停心下，此属饮家。

呕家本渴，今反不渴者，以心下有支饮故也，此属支饮。

【白话讲解】

病人先有呕吐，而后有口渴的，是邪去正复、病将痊愈之征；病人先有口渴，而后有呕吐的，是由于水饮停于心下胃脘所致，属饮病。

经常呕吐的病人，本来有口渴，现在反而不渴的，是心下有支饮停滞的缘故，属支饮病。

问曰：病人脉数，数为热，当消谷引食，而反吐者，何也？

师曰：以发其汗，令阳微，膈气虚，脉乃数。数为客热，不能消谷，胃中虚冷故也。脉弦者，虚也，胃气无余，朝食暮吐，变为胃反。寒在于上，医反下之，今脉反弦，故名曰虚。

【白话讲解】

弟子问：病人的脉呈数象，数脉为有热的表现，应当消谷善饥，而反出现呕吐的，这是为什么呢？

仲圣回答说：这是因为误用发汗法，致使阳气损伤，正气虚弱，故脉数。此数为假热的征象，故不能消化水谷，这是胃阳不足，胃中虚冷的缘故。脉弦的属里虚，胃中阳气所剩无几，所以早晨进的食物，晚上吐出，就变成了胃反病。寒邪在上焦，医生反误用下法，脉反呈弦象，故称为虚证。

寸口脉微而数，微则无气，无气则荣虚，荣虚则血不足，血不足则胸中冷。

【白话讲解】

寸口的脉象微而数，脉微属气虚，气虚则致营虚，营虚则血虚，血不足则胸中寒冷。

趺阳脉浮而涩，浮则为虚，涩则伤脾，脾伤则不磨，朝食暮吐，暮食朝吐，宿谷不化，名曰胃反。脉紧而涩，其病难治。

【白话讲解】

趺阳部位的脉象浮而涩，脉浮为胃阳虚弱的表现，脉涩是脾阳受损的表现，脾伤则不能运化水谷，所以导致早晨进食，晚上吐出，晚上进食，早晨吐出，停留在胃脘的食物不能消化，这叫胃反病。病人脉象紧而涩的，其病难治。

病人欲吐者，不可下之。

【白话讲解】

病人想吐的，不可妄用下法治疗。

哕而腹满，视其前后，知何部不利，利之即愈。

【白话讲解】

病人呃逆，腹部胀满的，应当注意观察他的大小便情况，究竟是大便困难，还是小便不通利。若属小便不利的，利其小便，则呃逆可愈；若属大便不通的，通其大便，则呃逆可愈。

呕而胸满者，茱萸汤主之。

【白话讲解】

病人呕吐而胸部胀满的，可用茱萸汤治疗。

干呕，吐涎沫，头痛者，茱萸汤主之。

【白话讲解】

病人呕吐时有声无物，口吐清涎，头痛的，可用茱萸汤治疗。

呕而肠鸣，心下痞者，半夏泻心汤主之。

【白话讲解】

病人呕吐，肠鸣，又有心下痞满的，可用半夏泻心汤治疗。

干呕而利者，黄芩加半夏生姜汤主之。

【白话讲解】

病人干呕而腹泻的，可用黄芩加半夏生姜汤治疗。

诸呕吐，谷不得下者，小半夏汤主之。

【白话讲解】

大凡一切呕吐而饮食不能下的，可用小半夏汤治疗。

呕吐而病在膈上，后思水者，解，急与之。思水者，猪苓散主之。

【白话讲解】

病人出现呕吐，病在胸膈以上，呕吐以后想喝水的，为疾病将愈的征兆，应当及时给他喝水。想喝水的，用猪苓散治疗。

呕而脉弱，小便复利，身有微热，见厥者，难治，四逆汤主之。

【白话讲解】

病人呕吐而脉弱，小便又通利，全身微微发热，出现四肢厥冷的，这种病治疗困难，可用四逆汤治疗。

呕而发热者，小柴胡汤主之。

【白话讲解】

病人呕吐而又发热的，可用小柴胡汤治疗。

胃反呕吐者，大半夏汤主之《千金》云：治胃反不受食，食入即吐。《外台》云：治呕，心下痞硬者。

【白话讲解】

患胃反病呕吐的，可用大半夏汤治疗。《千金》说：治疗胃反病，不能进食，食入即呕吐。《外台》说：治疗呕吐，心下痞结坚硬。

食已即吐者，大黄甘草汤主之《外台》方，又治吐水。

【白话讲解】

吃了东西后马上吐出的，可用大黄甘草汤治疗。《外台》方，又可治疗吐水。

胃反，吐而渴欲饮水者，茯苓泽泻汤主之。

【白话讲解】

患胃反病，呕吐而又口渴，想喝水的，可用茯苓泽泻汤治疗。

吐后，渴欲得水而贪饮者，文蛤汤主之；

兼主微风，脉紧，头痛。

【白话讲解】

病人呕吐后，口渴想要大量喝水的，可用文蛤汤治疗；兼以主治微感风寒，脉紧而头痛的病人。

干呕，吐逆，吐涎沫，半夏干姜散主之。

【白话讲解】

病人干呕，呃逆，吐清涎的，可用半夏干姜散治疗。

病人胸中似喘不喘，似呕不呕，似哕不哕，彻心中愦愦然无奈者，生姜半夏汤主之。

【白话讲解】

病人自觉胸中难受，好像气喘却又不喘，像呕吐但又不吐，像呃逆又不呃逆，感觉胸中烦闷已极，又无可奈何的，可用生姜半夏汤治疗。

干呕，哕，若手足厥者，橘皮汤主之。

【白话讲解】

病人干呕，呃逆，如果手足厥冷的，可用橘皮汤治疗。

哕逆者，橘皮竹茹汤主之。

【白话讲解】

病人呃逆的，可用橘皮竹茹汤治疗。

下利，腹胀满，身体疼痛者，先温其里，乃攻其表。温里宜四逆汤，攻表宜桂枝汤。

【白话讲解】

下利病人，腹部胀满，身体疼痛的，治疗应先用温药治其里，然后再治其表。温里用四逆汤，治表宜桂枝汤。

下利，三部脉皆平，按之心下坚者，急下之，宜大承气汤。

下利，脉迟而滑者，实也，利未欲止，急下之，宜大承气汤。

下利，脉反滑者，当有所去，下乃愈，宜大承气汤。

下利已差，至其年月日时复发者，以病不尽故也，当下之，宜大承气汤。

【白话讲解】

下利病人，寸关尺三部的脉象都平和，用手按压胃脘部坚硬的，要赶快用泻下药物，宜用大承气汤治疗。

下利病人，脉迟而滑的，是实证，若下利

仍不止的，应赶快用泻下药物，宜用大承气汤治疗。

下利病人，脉反呈滑象的，为内有宿食积滞所致，用泻下法治疗病可痊愈，宜用大承气汤治疗。

下利病已经痊愈，但以后每年到了原来发病的时期又复发的，是病邪尚未根除的缘故，应当用泻下法，宜用大承气汤治疗。

下利便脓血者，桃花汤主之。

【白话讲解】

下利病人，大便带脓血的，可用桃花汤治疗。

热利下重者，白头翁汤主之。

【白话讲解】

患湿热利而肛门重坠的病人，可用白头翁汤治疗。

下利后更烦，按之心下濡者，为虚烦也，栀子豉汤主之。

【白话讲解】

病人患下利以后，更觉心烦，用手按压胃脘部柔软而不坚的，属于虚烦的表现，可用栀子豉汤治疗。

下利清谷，里寒外热，汗出而厥者，通脉四逆汤主之。

【白话讲解】

病人水样腹泻，夹有不消化食物残渣的，是里面有寒，外面有假热之象，伴汗出而四肢冰凉的，可用通脉四逆汤治疗。

下利肺痛，紫参汤主之。

【白话讲解】

病人腹泻而感到肺部疼痛的，可用紫参汤治疗。

气利，诃梨勒散主之。

【白话讲解】

病人泄利，大便随矢气而排出的，可用诃梨勒散治疗。

疮痈肠痈浸淫病脉证并治第十八

本篇论述了痈肿、肠痈、金创、浸淫疮四种疾病的辨证治疗和预后，四者均属外科疾患。所论肠痈的辨证治疗，对后世有深远影响，故作重点讨论。

肠痈之为病，其身甲错，腹皮急，按之濡，如肿状，腹无积聚，身无热，脉数，此为肠内有痈脓，薏苡附子败酱散主之。

【白话讲解】

肠痈病人，出现全身肌肤干燥粗糙得像鳞甲一样，腹部皮肤紧急，但按之则柔软如肿状，腹部没有肿块，全身不发热，脉呈数象的，是肠内有痈脓的表现，可用薏苡附子败酱散治疗。

肠痈者，少腹肿痞，按之即痛如淋，小便

自调，时时发热，自汗出，复恶寒。其脉迟紧者，脓未成，可下之，当有血。脉洪数者，脓已成，不可下也，大黄牡丹汤主之。

【白话讲解】

肠痈病人，症见少腹部肿胀而痞硬，按之有压痛，疼痛牵引阴部，像淋病疼痛一样，小便正常，时常发热，自汗出，又怕冷。脉象迟而兼紧，是痈脓未成的表现，可用下法治疗，大便当有污血。脉象呈洪而兼数，是痈脓已成的表现，不可用下法治疗，可用大黄牡丹汤治疗。

趺蹶手指臂肿转筋阴狐疝蛔虫病脉证治第十九

本篇论述了趺蹶、手指臂肿、转筋、阴狐疝、蛔虫五种病证，其中以蛔虫为重点。

问曰：病腹痛有虫，其脉何以别之？师曰：腹中痛，其脉当沉，若弦，反洪大，故有蛔虫。蛔虫之为病，令人吐涎，心痛，发作有时，毒药不止，甘草粉蜜汤主之。

【白话讲解】

弟子问：患腹痛病，如何根据病人的脉象来鉴别是一般的腹痛，还是由寄生虫引起的腹痛呢？仲圣回答说：一般性腹痛的脉象应当沉或见弦，如果病人腹痛，脉象反见洪大的，是由蛔虫引起的。患蛔虫病，口吐清水，胃脘部疼痛，有时发作，已用过一般杀虫药而未取得疗效的，可用甘草粉蜜汤治疗。

蛔厥者，当吐蛔，令病者静而复时烦，此为脏寒，蛔上入膈，故烦；须臾复止，得食而呕，又烦者，蛔闻食臭出，其人当自吐蛔。蛔厥者，乌梅丸主之。

【白话讲解】

患蛔厥病的人，应当吐出蛔虫，现在病人安静而又时常烦躁，其烦躁是内脏虚寒，蛔虫上扰入膈所致；一会儿，烦躁又停止，进食后就呕吐，又发烦的，是蛔虫闻到饮食的气味后而上窜，使病人自行吐出蛔虫所致。蛔厥的病人，可用乌梅丸治疗。

妇人妊娠病脉证并治第二十

本篇专论妇女妊娠期间常见疾病的证治。包括妊娠的诊断，妊娠与癥病的鉴别，以及妊娠呕吐、腹痛、下血、小便难、水气等病证的诊断与治疗。其中尤以妊娠腹痛和下血为论述重点，二者直接关系到胎儿的孕育，并由此可导致早产、流产。所以本篇论述较详细具体。本篇还指出了安胎养胎的方法。

妇人宿有癥病，经断未及三月，而得漏下不止，胎动在脐上者，为癥痼害。妊娠六月动者，前三月经水利时，胎也。下血者，后断三月，衃也。所以血不止者，其癥不去故也，当下其癥，桂枝茯苓丸主之。

【白话讲解】

妇人素有癥积之病，停经不足三个月，又

有子宫出血断续不止，自觉胎动在脐上的，是由于癥病造成的。如果停经六个月，感觉有胎动，而且在停经前三个月的月经正常的，是有胎儿的表现。假如停经前三个月，月经紊乱，月经停止三个月后，又漏下紫色晦暗瘀血的，是癥病而不是有胎儿的表现。之所以出血不止，是癥积未去的缘故，应当用下法攻其癥积，可用桂枝茯苓丸治疗。

师曰：妇人有漏下者，有半产后因续下血都不绝者，有妊娠下血者。假令妊娠腹中痛，为胞阻，胶艾汤主之。

【白话讲解】

仲圣说：妇人子宫出血有三种情况：一是月经淋漓不断下血；二是小产后继续出血不止；三是怀孕期间阴道出血。假如怀孕而又腹部疼痛的，是胞阻病，可用胶艾汤治疗。

妇人怀妊，腹中㽲痛，当归芍药散主之。

【白话讲解】

妇人怀孕后，腹中拘急，绵绵而痛的，可用当归芍药散治疗。

妊娠呕吐不止，干姜人参半夏丸主之。

【白话讲解】

妇人怀孕呕吐不止的，可用干姜人参半夏丸治疗。

妊娠小便难，饮食如故，当归贝母苦参丸主之。

【白话讲解】

妇人怀孕后小便不通利，饮食正常的，可用当归贝母苦参丸治疗。

妊娠有水气，身重，小便不利，洒淅恶寒，起即头眩，葵子茯苓散主之。

【白话讲解】

妇人怀孕期间，头面遍身浮肿，身体有沉重感，小便短少，怕冷，战栗像被水洒、风吹一样，起来时感到头晕的，可用葵子茯苓散治疗。

妇人妊娠，宜常服当归散主之。

【白话讲解】

妇人怀孕的，宜常服当归散。

妊娠养胎，白术散主之。

【白话讲解】

怀孕后可用白术散来养胎。

妇人伤胎，怀身腹满，不得小便，从腰以下重，如有水气状，怀身七月，太阴当养不养，此心气实，当刺泻劳宫及关元，小便微利则愈。

【白话讲解】

妇人怀孕伤胎时，腹部胀满，小便困难，腰以下沉重肿胀，像患了水气病一样，是由于怀孕七个月时，手太阴肺经当养胎而不养胎，心气实的缘故。治疗方法应当针刺劳宫及关元穴，以泻其气实，小便稍微通利病就会好。

妇人产后病脉证治第二十一

本篇专论妇人产后常见的病证。由于产后气血亏虚，腠理不固，宜罹邪侵及其他疾患。篇中首论病痉、郁冒、大便难，产后三大证，继而论述了产后腹痛、产后中风、产后下利、产后烦乱呕逆等各病证治。

在治法上强调注意照顾产后亡血伤津，气血俱虚的特点，同时也应根据临床证候，具体分析，当发汗、当攻下者，不可拘泥。

本篇为后世产后病的治疗奠定了基础，对研究产后病辨证论治规律具有重要的指导作用。

问曰：新产妇人有三病，一者病痉，二者病郁冒，三者大便难，何谓也？师曰：新产血虚，多汗出，喜中风，故令病痉；亡血复汗，寒多，故令郁冒；亡津液，胃燥，故大便难。

【白话讲解】

弟子问：刚生了小孩的产妇有三种病：一是痉病，二是郁冒，三是大便困难，这是为什么？仲圣回答说：由于刚生小孩以后血虚，出汗多，容易感受风邪而患痉病；产后失血多，加之汗多亡阳，容易感受寒邪，所以发生郁冒；产后失血、汗多，津液耗损而胃中干燥，所以大便困难。

产妇郁冒，其脉微弱，呕不能食，大便反坚，但头汗出。所以然者，血虚而厥，厥而必冒，冒家欲解，必大汗出。以血虚下厥，孤阳上出，故头汗出。所以产妇喜汗出者，亡阴血虚，阳气独盛，故当汗出，阴阳乃复。大便坚，呕不能食，小柴胡汤主之。

【白话讲解】

产妇患郁冒病，她的脉象微弱，呕吐，不能进食，大便干结坚硬，只是头部出汗。之所以会出现这些证候，是由于产后血虚，阳气厥逆而引起，阳气上逆而昏厥，若得周身汗出，则说明昏厥将解除。因为血虚阴亏，阳气独盛，而孤阳上出，挟阴津外泄，所以只是头部汗出。之所以产妇容易出汗，是由于阴亏血虚，阳气偏盛所致，因此必须全身汗出，通过汗出使阳盛减弱，使阴阳重新趋于相对平衡。大便干结，呕吐，不能进食的，可用小柴胡汤治疗。

病解能食，七八日更发热者，此为胃实，大承气汤主之。

【白话讲解】

经用小柴胡汤治疗后郁冒病解，已能进食，但过了七八天后又出现发热的，属胃实证，可用大承气汤治疗。

产后腹中㽲痛，当归生姜羊肉汤主之；并治腹中寒疝，虚劳不足。

【白话讲解】

妇人产后腹中绵绵作痛的，可用当归生姜羊肉汤治疗。此方还可以治疗腹中寒疝气痛和虚劳不足之症。

产后腹痛，烦满不得卧，枳实芍药散主之。

【白话讲解】

产后腹部疼痛，心烦，胸满，不能安卧的，可用枳实芍药散治疗。

师曰：产妇腹痛，法当以枳实芍药散，假令不愈者，此为腹中有干血着脐下，宜下瘀血汤主之。亦主经水不利。

【白话讲解】

仲圣说：产妇腹部疼痛，按理应当用枳实芍药散治疗。假如用药后腹痛病不愈的，是腹中有瘀血凝结肚脐下部所致，宜用下瘀血汤治疗。此方亦可治疗瘀血所致的月经不调。

产后七八日，无太阳证，少腹坚痛，此恶露不尽，不大便，烦躁发热，切脉微实，再倍发热，日晡时烦躁者，不食，食则谵语，至夜即愈，宜大承气汤主之。热在里，结在膀胱也。

【白话讲解】

妇人产后七八天，没有太阳表证，但见少腹部坚硬疼痛的，是恶露不尽，瘀血留于子宫所致。如果伴有不大便，烦躁，发热，脉象微实，而且在下午三四点钟时，烦躁发热更加严重，不能进食，食后则胡言乱语，到了夜晚就清醒了的，宜用大承气汤治疗。这是由于热在胃，结在下焦所致。

产后风，续之数十日不解，头微痛，恶寒，时时有热，心下闷，干呕，汗出，虽久，阳旦证续在耳，可与阳旦汤。

【白话讲解】

妇人产后体虚，感受了风邪，连续数十天不好，仍见轻微头痛，怕冷，时常发热，心下胃脘痞闷，干呕，汗出，病程虽迁延日久，但是太阳中风证仍在的，仍然可以用桂枝汤（阳旦汤）以解表散寒，调和营卫。

产后中风，发热，面正赤，喘而头痛，竹叶汤主之。

【白话讲解】

妇人产后感受风邪，发热，面色发红，气喘而头痛的，可用竹叶汤治疗。

妇人乳中虚，烦乱呕逆，安中益气，竹皮大丸主之。

【白话讲解】

妇人在哺乳期间，中气虚弱，若出现心烦意乱，呕吐的，治宜安中益气，可用竹皮大丸治疗。

产后下利虚极，白头翁加甘草阿胶汤主之。

【白话讲解】

妇人产后气血不足，又出现下利，使气血虚极的，可用白头翁加甘草阿胶汤治疗。

妇人杂病脉证并治第二十二

妇人疾病以经带胎产和前阴诸病为主。胎产部分前以论述，本篇统归于妇人杂病。

本篇指出妇人杂病的三大主要原因是虚、冷和结气。由于经带多影响胎产和其他杂病，故对经带论述较多；其次论述了热入血室、梅核气、脏躁、腹痛、转胞、阴吹、阴疮等多种病证。

本篇治法丰富，有内治法，也有外治法。内治法有汤、丸、散、酒、膏等剂型；外治法有针刺、洗剂、坐药等。为后世妇科杂病辨证施治奠定了基础。

妇人中风，七八日续来寒热，发作有时，经水适断，此为热入血室。其血必结，故使如疟状，发作有时，小柴胡汤主之。

妇人伤寒发热，经水适来，昼日明了，暮

则谵语，如见鬼状者，此为热入血室。治之无犯胃气及上二焦，必自愈。

妇人中风，发热恶寒，经水适来，得七八日，热除脉迟，身凉和，胸胁满，如结胸状，谵语者，此为热入血室也，当刺期门，随其实而取之。

阳明病，下血谵语者，此为热入血室，但头汗出，当刺期门，随其实而泻之。濈然汗出者愈。

【白话讲解】

妇人患太阳中风证已经七八天，本来寒热已退，现在又出现恶寒发热，而且发作有一定时间规律，月经也见停止的，是热入血室病。热与血结，所以病发如疟状，寒热发作有定时，可用小柴胡汤治疗。

妇人感受寒邪而发热，恰逢月经来潮，症见白天神志清楚，夜晚神昏谵语，精神错乱，好像见到了鬼一样的，是热入血室的表现。治疗时不要伤害胃气及上、中二焦，病必然会自愈。

妇人感受风邪，发热、怕冷，恰逢月经来潮，到了七八天时，热退，脉迟，身体不热，胸胁胀满，像得了结胸证一样，胡言乱语的，是热入血室的表现，治疗应当用针刺法刺期门穴，以泻肝胆实热。

妇人患阳明病，出现下血和神昏谵语的，

是热入血室的表现。如果仅见头部出汗，治疗应当针刺期门穴，以泻肝胆实热。使周身微汗出而病愈。

妇人咽中如有炙脔，半夏厚朴汤主之。

【白话讲解】

妇人自觉咽中像有烤熟的肉块梗塞，咯之不出，吞之不下的，可用半夏厚朴汤治疗。

妇人脏躁，喜悲伤欲哭，象如神灵所作，数欠伸，甘麦大枣汤主之。

【白话讲解】

妇人患脏躁病，出现悲伤哭泣，精神失常，像有神灵所使一样，频频打呵欠，伸懒腰的，可用甘麦大枣汤治疗。

妇人之病，因虚、积冷、结气，为诸经水断绝，至有历年，血寒积结，胞门寒伤，经络凝坚。

在上呕吐涎唾，久成肺痈，形体损分。在中盘结，绕脐寒疝；或两胁疼痛，与脏相连；或结热中，痛在关元，脉数无疮，肌若鱼鳞，时着男子，非止女身。在下未多，经候不匀，令阴掣痛，少腹恶寒；或引腰脊，下根气街，气冲急痛，膝胫疼烦，奄忽眩冒，状如厥癫；或有忧惨，悲伤多嗔，此皆带下，非有鬼神。

久则羸瘦，脉虚多寒，三十六病，千变万端；审脉阴阳，虚实紧弦，行其针药，治危得安；其虽同病，脉各异源；子当辨记，勿谓不然。

【白话讲解】

妇人患病，常因虚损，积冷和结气所引起，致使月经失调、甚至闭经，历经数年以后，血寒积结在子宫。子宫被寒邪所伤，经络瘀滞不通。

寒邪损伤经络，若凝结在上焦，影响于肺，则见咳吐涎沫，日久不愈，寒郁化热，损伤肺络，即形成肺痈病而致形体消瘦。若积冷结气盘结于中焦，则可形成绕脐疼痛的寒疝病；或导致肝失疏泄，发生腹痛及两胁疼痛；若病热化，热结于中焦，则见脐下关元处疼痛，脉象数，周身肌肤虽无疮疡之变，但可见皮肤枯燥，状如鳞甲，此病有时也能见于男子，不只发生于女性。若积冷结气在下焦，则为肝肾受病。如妇女虽然下血并不太多，但往往可见月经不调，前阴掣痛，少腹怕冷，或疼痛牵引到腰脊部，下连气街，发生冲气急痛，且两腿膝部及两小腿疼痛而烦扰不宁，甚至突然出现眩晕昏厥，神志失常，类似厥逆癫的症状，或者忧愁凄惨，或者悲伤怒骂，这些都是由于妇女疾病所致，并非鬼神作祟。

日久则见身体消瘦，脉象虚弱，畏寒。妇

人三十六种疾病，千变万化，医者应当仔细诊察脉象的变化，认真辨别阴阳虚实紧弦，根据病情，或用针，或用药物治疗，使病情转危为安。虽然某些疾病症状相同，但脉象不同，应当详加辨脉审证，并做好记录，不要认为以上这些话是多余的。

问曰：妇人年五十所，病下利数十日不止，暮即发热，少腹里急，腹满，手掌烦热，唇口干燥，何也？

师曰：此病属带下。何以故？曾经半产，瘀血在少腹不去。何以知之？其证唇口干燥，故知之。当以温经汤主之。

【白话讲解】

弟子问：妇人年已五十岁左右，患阴道下血数十天不止，傍晚发热，少腹部拘急，腹部胀满，手掌心发热，口干唇燥，这是什么原因呢？

仲圣回答说：这属于妇科月经不调方面的疾病。有什么根据呢？因为病人曾经小产，有瘀血停留在少腹还未去尽。怎么知道瘀血还没有去呢？从病人所表现的唇口干燥之症，可以推知。应当用温经汤治疗。

问曰：妇人病，饮食如故，烦热不得卧，而反倚息者，何也？

师曰：此名转胞，不得溺也，以胞系了戾，故致此病，但利小便则愈，宜肾气丸主之。

【白话讲解】

弟子问：妇人患病，饮食正常，心中烦热，不能平卧，反而倚床呼吸，这是为什么呢？

仲圣回答说：这叫转胞病，病人小便不通，因尿胞扭转不顺而得，只需用利小便的方法治疗，病就可以痊愈，宜用肾气丸治疗。

附录

经方识记

关于《伤寒论》《金匮要略》中药物剂量的几点说明

《伤寒论》属汉代医著，关于其中的药物剂量，历代医家及学者进行过不少研究和讨论，中国历朝历代的度量衡本来不一，所以说法颇多。上海中医药大学柯雪帆教授历经多年考证，我们摘录其观点，就药物剂量的有关问题做一说明，仅供参考。

关于质量东汉时一两约合 15.96g，1 斤为 250g。

关于容量 1 升为 200ml，1 合为 20ml。

关于“方寸匕”“钱匕”1 方寸匕的容量约为 5ml，质量约为 6g。

关于个数或体积附子中等者 1 枚 10~15g，附子大者 1 枚 20~30g，杏仁 50 枚约 15g，瓜蒌实中等者 1 枚 60~80g，栀子 14 个约 7g，乌梅 300 枚约 680g，石膏鸡子大约 56g，芒硝半升约 62g，半夏半升约 42g，五味子半升约 38g，香豉半升约 48g，麻仁半升约 53g，吴茱萸 1 升约 70g，葶苈子半升约 62g，麦冬半升约 45g，赤小豆 1 升约 156g，虻虫 30 个约 10g，水蛭 30 个约 40g。

中药的临床用量因为影响因素较多，一般而言《伤寒论》《金匮要略》的药量对比现代临床中药的习惯用量，显然过大，但其方药一般只煎一次，分多次服，又与现代临床煎服方法不同。因此，我们不能机械套用原方原量，要理解经方药量的精髓，做到临床辨证用药，适当用量。

桂枝汤方

桂枝三两，去皮 芍药三两 甘草二两，炙 生姜三两，切 大枣十二枚，擘

上五味，㕮咀三味，以水七升，微火煮取三升，去滓，适寒温，服一升。服已须臾，啜热稀粥一升余，以助药力。温覆令一时许，遍身漐漐微似有汗者益佳，不可令如水流漓，病必不除。若一服汗出病差，停后服，不必尽剂。若不汗，更服依前法。又不汗，后服小促其间。半日许，令三服尽。若病重者，一日一夜服，周时观之。服一剂尽，病证犹在者，更作服。若汗不出，乃服至二三剂。禁生冷、黏滑、肉面、五辛、酒酪、臭恶等物。

桂枝加葛根汤方

葛根四两 芍药二两 生姜三两，切 甘草二两，炙 大枣十二枚，擘 桂枝二两，去皮

上六味，以水一斗，先煮葛根，减二升，去上沫，内诸药，煮取三升，去滓。温服一升，覆取微似汗，不须啜粥，余如桂枝法将息及禁忌。

桂枝加附子汤方

桂枝三两，去皮 芍药三两 甘草三两，炙 生姜三两，切 大枣十二枚，擘 附子一枚，炮，去皮，破八片

上六味，以水七升，煮取三升，去滓。温服一升。

本云：桂枝汤，今加附子。将息如前法。

桂枝去芍药汤方

桂枝三两，去皮 甘草二两，炙 生姜三两，切 大枣十二枚，擘

上四味，以水七升，煮取三升，去滓。温服一升。

本云：桂枝汤，今去芍药。将息如前法。

桂枝去芍药加附子汤方

桂枝三两，去皮 甘草二两，炙 生姜三两，切 大枣十二枚，擘 附子一枚，炮，去皮，破八片

上五味，以水七升，煮取三升，去滓。温服一升。

本云：桂枝汤，今去芍药，加附子。将息如前法。

桂枝麻黄各半汤方

桂枝一两十六铢，去皮 芍药 生姜切 甘草炙 麻黄各一两，去节 大枣四枚，擘 杏仁二十四枚，汤浸，去皮尖及两仁者

上七味，以水五升，先煮麻黄一二沸，去

上沫，内诸药，煮取一升八合，去滓。温服六合。

本云：桂枝汤三合，麻黄汤三合，并为六合，顿服。将息如上法。

桂枝二麻黄一汤方

桂枝一两十七铢，去皮　芍药一两六铢　麻黄十六铢，去节　生姜一两六铢，切　杏仁十六个，去皮尖　甘草一两二铢，炙　大枣五枚，擘

上七味，以水五升，先煮麻黄一二沸，去上沫，内诸药，煮取二升，去滓。温服一升，日再服。

本云：桂枝汤二分，麻黄汤一分，合为二升，分再服。今合为一方。将息如前法。

白虎加人参汤方

知母六两　石膏一斤，碎，绵裹　甘草二两，炙　粳米六合　人参三两

上五味，以水一斗，煮米熟汤成，去滓。温服一升，日三服。

桂枝二越婢一汤方

桂枝去皮　芍药　麻黄　甘草各十八铢，炙　大枣四枚，擘　生姜一两二铢，切　石膏二十四铢，碎，绵裹

上七味，以水五升，煮麻黄一二沸，去上沫，内诸药，煮取二升，去滓。温服一升。

本云：当裁为越婢汤、桂枝汤合之，饮一

升。今合为一方，桂枝汤二分，越婢汤一分。

桂枝去桂加茯苓白术汤方

芍药三两　甘草二两，炙　生姜切　白术　茯苓各三两　大枣十二枚，擘

上六味，以水八升，煮取三升，去滓。温服一升。小便利则愈。

本云：桂枝汤，今去桂枝，加茯苓、白术。

甘草干姜汤方

甘草四两，炙　干姜二两

上二味，以水三升，煮取一升五合，去滓。分温再服。

芍药甘草汤方

白芍药　甘草各四两，炙

上二味，以水三升，煮取一升五合，去滓。分温再服。

葛根汤方

葛根四两　麻黄三两，去节　桂枝二两，去皮　生姜三两，切　甘草二两，炙　芍药二两　大枣十二枚，擘

上七味，以水一斗，先煮麻黄、葛根，减二升，去白沫，内诸药，煮取三升，去滓。温服一升。覆取微似汗，余如桂枝法将息及禁忌。

诸汤皆仿此。

葛根加半夏汤方

葛根四两　麻黄三两，去节　甘草二两，炙　芍药二两　桂枝二两，去皮　生姜二两，切　半夏半升，洗　大枣十二枚，擘

上八味，以水一斗，先煮葛根、麻黄，减二升，去白沫，内诸药，煮取三升，去滓。温服一升。覆取微似汗。

葛根黄芩黄连汤方

葛根半斤　甘草二两，炙　黄芩三两　黄连三两

上四味，以水八升，先煮葛根，减二升，内诸药，煮取二升，去滓。分温再服。

麻黄汤方

麻黄三两，去节　桂枝二两，去皮　甘草一两，炙　杏仁七十个，去皮尖

上四味，以水九升，先煮麻黄，减二升，去上沫，内诸药，煮取二升半，去滓。温服八合。覆取微似汗，不须啜粥，余如桂枝法将息。

大青龙汤方

麻黄六两，去节　桂枝二两，去皮　甘草二两，炙　杏仁四十枚，去皮尖　生姜三两，切　大枣十枚，擘　石膏如鸡子大，碎

上七味，以水九升，先煮麻黄，减二升，去上沫，内诸药，煮取三升，去滓。温服一升，取微似汗。汗出多者，温粉粉之。一服汗者，停后服。若复服，汗多亡阳遂虚，恶风烦躁，不得眠也。

小青龙汤方

麻黄去节　芍药　细辛　干姜　甘草炙　桂枝各三两，去皮　五味子半升　半夏半升，洗

上八味，以水一斗，先煮麻黄，减二升，去上沫，内诸药，煮取三升，去滓。温服一升。若渴，去半夏，加瓜蒌根三两；若微利，去麻黄，加荛花，如一鸡子，熬令赤色；若噎者，去麻黄，加附子一枚，炮；若小便不利，少腹满者，去麻黄，加茯苓四两；若喘，去麻黄，加杏仁半升，去皮尖。且荛花不治利，麻黄主喘，今此语反之，疑非仲景意。

桂枝加厚朴杏子汤方

桂枝三两，去皮　甘草二两，炙　生姜三两，切　芍药三两　大枣十二枚，擘　厚朴二两，炙，去皮　杏仁五十枚，去皮尖。

上七味，以水七升，微火煮取三升，去滓。温服一升，覆取微似汗。

干姜附子汤方

干姜一两　附子一枚，生用，去皮，切八片

上二味，以水三升，煮取一升，去滓。顿服。

桂枝加芍药生姜各一两人参三两新加汤方

桂枝三两，去皮　芍药四两　甘草二两，炙　人参三两　大枣十二枚，擘　生姜四两

上六味，以水一斗二升，煮取三升，去滓。温服一升。

本云：桂枝汤，今加芍药、生姜、人参。

麻黄杏仁甘草石膏汤方

麻黄四两，去节　杏仁五十个，去皮尖　甘草二两，炙　石膏半斤，碎，绵裹

上四味，以水七升，煮麻黄，减二升，去上沫，内诸药，煮取二升，去滓。温服一升。

本云：黄耳杯。

桂枝甘草汤方

桂枝四两，去皮　甘草二两，炙

上二味，以水三升，煮取一升，去滓。顿服。

茯苓桂枝甘草大枣汤方

茯苓半斤　桂枝四两，去皮　甘草二两，炙　大枣十五枚，擘

上四味，以甘澜水一斗，先煮茯苓，减二升，内诸药，煮取三升，去滓。温服一升，日

三服。

作甘澜水法：取水二斗，置大盆内，以杓扬之，水上有珠子五六千颗相逐，取用之。

厚朴生姜半夏甘草人参汤方

厚朴半斤，炙，去皮 生姜半斤，切 半夏半升，洗 甘草二两 人参一两

上五味，以水一斗，煮取三升，去滓。温服一升，日三服。

茯苓桂枝白术甘草汤方

茯苓四两 桂枝三两，去皮 白术 甘草各二两，炙

上四味，以水六升，煮取三升，去滓。分温三服。

芍药甘草附子汤方

芍药 甘草各三两，炙 附子一枚，炮，去皮，破八片

上三味，以水五升，煮取一升五合，去滓。分温三服。疑非仲景方。

茯苓四逆汤方

茯苓四两 人参一两 附子一枚，生用，去皮，破八片 甘草二两，炙 干姜一两半

上五味，以水五升，煮取三升，去滓。温服七合，日二服。

五苓散方

猪苓十八铢，去皮 泽泻一两六铢 白术十八铢 茯苓十八铢 桂枝半两，去皮

上五味，捣为散，以白饮和服方寸匕，日三服。

多饮暖水，汗出愈。如法将息。

茯苓甘草汤方

茯苓二两 桂枝二两，去皮 甘草一两，炙 生姜三两，切

上四味，以水四升，煮取二升，去滓。分温三服。

栀子豉汤方

栀子十四个，擘 香豉四合，绵裹

上二味，以水四升，先煮栀子，得二升半，内豉，煮取一升半，去滓。分为二服，温进一服。得吐者，止后服。

栀子甘草豉汤方

栀子十四个，擘 甘草二两，炙 香豉四合，绵裹

上三味，以水四升，先煮栀子、甘草，取二升半，内豉，煮取一升半，去滓。分二服，温进一服。得吐者，止后服。

栀子生姜豉汤方

栀子十四个，擘 生姜五两 香豉四合，绵裹

上三味，以水四升，先煮栀子、生姜，取二升半，内豉，煮取一升半，去滓。分二服，温进一服。得吐者，止后服。

栀子厚朴汤方

栀子十四个，擘　厚朴四两，炙，去皮　枳实四枚，水浸，炙令黄

上三味，以水三升半，煮取一升半，去滓。分二服，温进一服。得吐者，止后服。

栀子干姜汤方

栀子十四个，擘　干姜二两

上二味，以水三升半，煮取一升半，去滓。分二服，温进一服。得吐者，止后服。

真武汤方

茯苓　芍药　生姜各三两，切　白术二两　附子一枚，炮，去皮，破八片

上五味，以水八升，煮取三升，去滓。温服七合，日三服。

小柴胡汤方

柴胡半斤　黄芩三两　人参三两　半夏半升，洗　甘草炙　生姜各三两，切　大枣十二枚，擘

上七味，以水一斗二升，煮取六升，去滓，再煎取三升。温服一升，日三服。若胸中烦而不呕者，去半夏、人参，加瓜蒌实一枚；若渴，去

半夏，加人参合前成四两半、瓜蒌根四两；若腹中痛者，去黄芩，加芍药三两；若胁下痞硬，去大枣，加牡蛎四两；若心下悸，小便不利者，去黄芩，加茯苓四两；若不渴，外有微热者，去人参，加桂枝三两，温覆微汗愈；若咳者，去人参、大枣、生姜，加五味子半升、干姜二两。

小建中汤方

桂枝三两，去皮 甘草二两，炙 大枣十二枚，擘 芍药六两 生姜三两，切 胶饴一升

上六味，以水七升，煮取三升，去滓，内饴，更上微火消解。温服一升，日三服。呕家不可用建中汤，以甜故也。

大柴胡汤方

柴胡半斤 黄芩三两 芍药三两 半夏半升，洗 生姜五两，切 枳实四枚，炙 大枣十二枚，擘

上七味，以水一斗二升，煮取六升，去滓，再煎。温服一升，日三服。一方加大黄二两。若不加，恐不为大柴胡汤。

柴胡加芒硝汤方

柴胡二两十六铢 黄芩一两 人参一两 甘草一两，炙 生姜一两，切 半夏二十铢，本云五枚，洗 大枣四枚，擘 芒硝二两

上八味，以水四升，煮取二升，去滓，内芒硝，更煮微沸。分温再服，不解更作。

桃核承气汤方

桃仁五十个，去皮尖　大黄四两　桂枝二两，去皮　甘草二两，炙　芒硝二两

上五味，以水七升，煮取二升半，去滓，内芒硝，更上火，微沸下火。先食温服五合，日三服。当微利。

柴胡加龙骨牡蛎汤方

柴胡四两　龙骨　黄芩　生姜切　铅丹　人参　桂枝去皮　茯苓各一两半　半夏二合半，洗　大黄二两　牡蛎一两半，熬　大枣六枚，擘

上十二味，以水八升，煮取四升，内大黄，切如棋子，更煮一两沸，去滓。温服一升。

本云：柴胡汤，今加龙骨等。

桂枝去芍药加蜀漆牡蛎龙骨救逆汤方

桂枝三两，去皮　甘草二两，炙　生姜三两，切　大枣十二枚，擘　牡蛎五两，熬　蜀漆三两，洗，去腥　龙骨四两

上七味，以水一斗二升，先煮蜀漆，减二升，内诸药，煮取三升，去滓。温服一升。

本云：桂枝汤，今去芍药，加蜀漆、牡蛎、龙骨。

桂枝加桂汤方

桂枝五两，去皮　芍药三两　生姜三两，切　甘草二两，炙　大枣十二枚，擘

上五味，以水七升，煮取三升，去滓。温服一升。

本云：桂枝汤，今加桂满五两。所以加桂者，以能泄奔豚气也。

桂枝甘草龙骨牡蛎汤方

桂枝一两，去皮　甘草二两，炙　牡蛎二两，熬　龙骨二两

上四味，以水五升，煮取二升半，去滓。温服八合，日三服。

抵当汤方

水蛭熬　虻虫各三十个，去翅足，熬　桃仁二十个，去皮尖　大黄三两，酒洗

上四味，以水五升，煮取三升，去滓。温服一升。不下更服。

抵当丸方

水蛭二十个，熬　虻虫二十个，去翅足，熬　桃仁二十五个，去皮尖　大黄三两

上四味，捣，分四丸。以水一升，煮一丸，取七合服之。晬时当下血，若不下者，更服。

大陷胸丸方

大黄半斤　葶苈子半升，熬　芒硝半升　杏仁半升，去皮尖，熬黑

上四味，捣筛二味，内杏仁、芒硝，合研

如脂，和散，取如弹丸一枚，别捣甘遂末一钱匕，白蜜二合，水二升，煮取一升。温顿服之，一宿乃下。如不下，更服，取下为效。禁如药法。

大陷胸汤方

大黄六两，去皮　芒硝一升　甘遂一钱匕

上三味，以水六升，先煮大黄取二升，去滓，内芒硝，煮一两沸，内甘遂末。温服一升。得快利，止后服。

小陷胸汤方

黄连一两　半夏半升，洗　瓜蒌实大者一枚

上三味，以水六升，先煮瓜蒌，取三升，去滓，内诸药，煮取二升，去滓，分温三服。

文蛤散方

文蛤五两

上一味为散。以沸汤和一方寸匕服，汤用五合。

白散方

桔梗三分　巴豆一分，去皮心，熬黑，研如脂　贝母三分

上三味为散，内巴豆，更于臼中杵之。以白饮和服。强人半钱匕，羸者减之。病在膈上

必吐，在膈下必利。不利，进热粥一杯。利过不止，进冷粥一杯。身热，皮粟不解，欲引衣自覆，若以水潠之，洗之，益令热却不得出，当汗而不汗则烦。假令汗出已，腹中痛，与芍药三两，如上法。

柴胡桂枝汤方

桂枝去皮　黄芩一两半　人参一两半　甘草一两，炙　半夏二合半，洗　芍药一两半　大枣六枚，擘　生姜一两半，切　柴胡四两

上九味，以水七升，煮取三升，去滓。温服一升。

本云：人参汤，作如桂枝法，加半夏、柴胡、黄芩，复如柴胡法。今用人参，作半剂。

柴胡桂枝干姜汤方

柴胡半斤　桂枝三两，去皮　干姜二两　瓜蒌根四两　黄芩三两　牡蛎二两，熬　甘草二两，炙

上七味，以水一斗二升，煮取六升，去滓，再煎取三升。温服一升，日三服。初服微烦，复服汗出便愈。

半夏泻心汤方

半夏半升，洗　黄芩　干姜　人参　甘草炙，各三两　黄连一两　大枣十二枚，擘

上七味，以水一斗，煮取六升，去滓再煎，取三升。温服一升，日三服。须大陷胸汤者，

方用前第二法。一方用半夏一升。

十枣汤方

芫花熬　甘遂　大戟

上三味等分，各别捣为散，以水一升半，先煮大枣肥者十枚，取八合，去滓，内药末。强人服一钱匕，羸人服半钱，温服之，平旦服。若下少，病不除者，明日更服，加半钱。得快下利后，糜粥自养。

大黄黄连泻心汤方

大黄二两　黄连一两

上二味，以麻沸汤二升渍之，须臾，绞去滓。分温再服。

附子泻心汤方

大黄二两　黄连一两　黄芩一两　附子一枚，炮，去皮，破，别煮取汁

上四味，切三味，以麻沸汤二升渍之，须臾，绞去滓，内附子汁。分温再服。

生姜泻心汤方

生姜四两，切　甘草三两，炙　人参三两　干姜一两　黄芩三两　半夏半升，洗　黄连一两　大枣十二枚，擘

上八味，以水一斗，煮取六升，去滓，再煎取三升。温服一升，日三服。附子泻心汤，

本云加附子。半夏泻心汤、甘草泻心汤，同体别名耳。生姜泻心汤，本云理中人参黄芩汤，去桂枝、术，加黄连。并泻肝法。

甘草泻心汤方

甘草四两，炙　黄芩三两　干姜三两　半夏半升，洗　大枣十二枚，擘　黄连一两

上六味，以水一斗，煮取六升，去滓，再煎取三升。温服一升，日三服。

赤石脂禹余粮汤方

赤石脂一斤，碎　太一禹余粮一斤，碎

上二味，以水六升，煮取二升，去滓。分温三服。

旋覆代赭汤方

旋覆花三两　人参二两　生姜五两　代赭一两　甘草三两，炙　半夏半升，洗　大枣十二枚，擘

上七味，以水一斗，煮取六升，去滓，再煎取三升。温服一升，日三服。

桂枝人参汤方

桂枝四两，别切　甘草四两，炙　白术三两　人参三两　干姜三两

上五味，以水九升，先煮四味，取五升，内桂，更煮取三升，去滓。温服一升，日再夜一服。

瓜蒂散方

瓜蒂一分，熬黄 赤小豆一分

上二味，各别捣筛，为散已，合治之，取一钱匕，以香豉一合，用热汤七合，煮作稀糜，去滓，取汁和散。温顿服之。不吐者，少少加，得快吐乃止。诸亡血虚家，不可与瓜蒂散。

白虎加人参汤方

知母六两 石膏一斤，碎 甘草二两，炙 人参二两 粳米六合

上五味，以水一斗，煮米熟汤成，去滓。温服一升，日三服。此方立夏后，立秋前乃可服，立秋后不可服。正月、二月、三月尚凛冷，亦不可与服之，与之则呕利而腹痛。诸亡血虚家，亦不可与，得之则腹痛利者，但可温之，当愈。

黄芩汤方

黄芩三两 芍药二两 甘草二两，炙 大枣十二枚，擘

上四味，以水一斗，煮取三升，去滓。温服一升，日再夜一服。

黄芩加半夏生姜汤方

黄芩三两 芍药二两 甘草二两，炙 大枣十二枚，擘 半夏半升，洗 生姜一两半。一方三两，切

上六味，以水一斗，煮取三升，去滓。温

服一升，日再夜一服。

白虎汤方

知母六两　石膏一斤，碎　甘草二两，炙　粳米六合

上四味，以水一斗，煮米熟汤成，去滓。温服一升，日三服。

炙甘草汤方

甘草四两，炙　生姜三两，切　人参二两　生地黄一斤　桂枝三两，去皮　阿胶二两　麦门冬半升，去心　麻仁半升　大枣三十枚，擘

上九味，以清酒七升，水八升，先煮八味，取三升，去滓，内胶烊消尽。温服一升，日三服。一名复脉汤。

大承气汤方

大黄四两，酒洗　厚朴半斤，炙，去皮　枳实五枚，炙　芒硝三合

上四味，以水一斗，先煮二物，取五升，去滓，内大黄，更煮取二升，去滓，内芒硝，更上微火一两沸。分温再服。得下，余勿服。

调胃承气汤

甘草二两，炙　芒硝半升　大黄四两，清酒洗

上三味，切，以水三升，煮二物至一升，

去滓，内芒硝，更上微火一二沸。温顿服之，以调胃气。

小承气汤方

大黄四两，酒洗　厚朴二两，炙，去皮　枳实三枚，大者，炙

上三味，以水四升，煮取一升二合，去滓。分温二服。初服汤当更衣，不尔者尽饮之。若更衣者，勿服之。

猪苓汤方

猪苓去皮　茯苓　泽泻　阿胶　滑石碎，各一两

上五味，以水四升，先煮四味，取二升，去滓，内阿胶烊消。温服七合，日三服。

蜜煎导方

食蜜七合

上一味，于铜器内，微火煎，当须凝如饴状，搅之勿令焦着，欲可丸，并手捻作挺，令头锐，大如指，长二寸许。当热时急作，冷则硬。以内谷道中，以手急抱，欲大便时乃去之。疑非仲景意，已试甚良。

猪胆汁方

大猪胆一枚，泻汁，和少许法醋，以灌谷道内。如一食顷，当大便出宿食恶物，甚效。

茵陈蒿汤方

茵陈蒿六两　栀子十四枚，擘　大黄二两，去皮

上三味，以水一斗二升，先煮茵陈，减六升，内二味，煮取三升，去滓。分三服。小便当利，尿如皂荚汁状，色正赤，一宿腹减，黄从小便去也。

吴茱萸汤方

吴茱萸一升，洗　人参三两　生姜六两，切　大枣十二枚，擘

上四味，以水七升，煮取二升，去滓。温服七合，日三服。

麻子仁丸方

麻子仁二升　芍药半斤　枳实半斤，炙　大黄一斤，去皮　厚朴一尺，炙，去皮　杏仁一升，去皮尖，熬，别作脂

上六味，蜜和，丸如梧桐子大。饮服十丸，日三服，渐加，以知为度。

栀子柏皮汤方

肥栀子十五个，擘　甘草一两，炙　黄柏二两

上三味，以水四升，煮取一升半，去滓。分温再服。

麻黄连翘赤小豆汤方

麻黄二两，去节　连翘二两（连翘根）　杏仁四十个，去皮尖　赤小豆一升　大枣十二枚，擘　生梓白皮切，

一升　生姜二两，切　甘草二两，炙

上八味，以潦水一斗，先煮麻黄再沸，去上沫，内诸药，煮取三升，去滓。分温三服，半日服尽。

桂枝加芍药汤方

桂枝三两，去皮　芍药六两　甘草二两，炙　大枣十二枚，擘　生姜三两，切

上五味，以水七升，煮取三升，去滓。温分三服。

本云：桂枝汤，今加芍药。

桂枝加大黄汤方

桂枝三两，去皮　大黄二两　芍药六两　生姜三两，切　甘草二两，炙　大枣十二枚，擘

上六味，以水七升，煮取三升，去滓。温服一升，日三服。

麻黄细辛附子汤方

麻黄二两，去节　细辛二两　附子一枚，炮，去皮，破八片

上三味，以水一斗，先煮麻黄，减二升，去上沫，内诸药，煮取三升，去滓。温服一升，日三服。

麻黄附子甘草汤方

麻黄二两，去节　甘草二两，炙　附子一枚，炮，

去皮，破八片

上三味，以水七升，先煮麻黄一两沸，去上沫，内诸药，煮取三升，去滓。温服一升，日三服。

黄连阿胶汤方

黄连四两　黄芩二两　芍药二两　鸡子黄二枚　阿胶三两，一云三挺

上五味，以水六升，先煮三物，取二升，去滓，内胶烊尽，小冷，内鸡子黄，搅令相得。温服七合，日三服。

附子汤方

附子二枚，炮，去皮，破八片　茯苓三两　人参二两　白术四两　芍药三两

上五味，以水八升，煮取三升，去滓。温服一升，日三服。

桃花汤方

赤石脂一斤，一半全用，一半筛末　干姜一两　粳米一升

上三味，以水七升，煮米令熟，去滓。温服七合，内赤石脂末方寸匕，日三服。若一服愈，余勿服。

猪肤汤方

猪肤一斤

上一味，以水一斗，煮取五升，去滓，加白蜜一升，白粉五合，熬香，和令相得。温分六服。

甘草汤方

甘草二两

上一味，以水三升，煮取一升半，去滓。温服七合，日二服。

桔梗汤方

桔梗一两 甘草二两

上二味，以水三升，煮取一升，去滓。温分再服。

苦酒汤方

半夏洗，破如枣核，十四枚 鸡子一枚，去黄，内上苦酒，着鸡子壳中

上二味，内半夏着苦酒中，以鸡子壳置刀环中，安火上，令三沸，去滓。少少含咽之。不差，更作三剂。

半夏散及汤方

半夏洗 桂枝去皮 甘草炙

上三味，等分，各别捣筛已，合治之。白饮和服方寸匕，日三服。若不能散服者，以水一升，煎七沸，内散两方寸匕，更煮三沸，下火，令小冷，少少咽之。半夏有毒，不当

散服。

白通汤方

葱白四茎　干姜一两　附子一枚，生，去皮，破八片

上三味，以水三升，煮取一升，去滓。分温再服。

白通加猪胆汤方

葱白四茎　干姜一两　附子一枚，生，去皮，破八片　人尿五合　猪胆汁一合

上五味，以水三升，煮取一升，去滓，内胆汁、人尿，和令相得。分温再服。若无胆，亦可用。

真武汤方

茯苓三两　芍药三两　白术二两　生姜三两，切　附子一枚，炮，去皮，破八片

上五味，以水八升，煮取三升，去滓。温服七合，日三服。若咳者，加五味子半升，细辛一两，干姜一两；若小便利者，去茯苓；若下利者，去芍药，加干姜二两；若呕者，去附子，加生姜，足前为半斤。

通脉四逆汤方

甘草二两，炙　附子大者一枚，生用，去皮，破八片　干姜三两，强人可四两

上三味，以水三升，煮取一升二合，去滓。分温再服。其脉即出者愈。面色赤者，加葱九茎；腹中痛者，去葱，加芍药二两；呕者，加生姜二两；咽痛者，去芍药，加桔梗一两；利止脉不出者，去桔梗，加人参二两。病皆与方相应者，乃服之。

四逆散方

甘草炙　枳实破，水渍，炙干　柴胡　芍药

上四味，各十分，捣筛。白饮和服方寸匕，日三服。咳者，加五味子、干姜各五分，并主下利；悸者，加桂枝五分；小便不利者，加茯苓五分；腹中痛者，加附子一枚，炮令坼；泄利下重者，先以水五升，煮薤白三升，煮取三升，去滓，以散三方寸匕，内汤中，煮取一升半。分温再服。

乌梅丸方

乌梅三百枚　细辛六两　干姜十两　黄连十六两　当归四两附子六两，炮，去皮　蜀椒四两，出汗　桂枝六两，去皮　人参六两　黄柏六两

上十味，异捣筛，合治之，以苦酒渍乌梅一宿，去核，蒸之五斗米下，饭熟，捣成泥，和药令相得，内臼中，与蜜杵二千下，丸如梧桐子大。先食饮服十丸，日三服，稍加至二十丸。禁生冷、滑物、臭食等。

当归四逆汤方

当归三两　桂枝三两，去皮　芍药三两　细辛三两　甘草二两，炙　通草二两　大枣二十五枚，擘。一法十二枚

上七味，以水八升，煮取三升，去滓。温服一升，日三服。

当归四逆加吴茱萸生姜汤方

当归三两　芍药三两　甘草二两，炙　通草二两　桂枝三两，去皮　细辛三两　生姜半斤，切　吴茱萸二升　大枣二十五枚，擘

上九味，以水六升，清酒六升和，煮取五升，去滓。温分五服。一方，水酒各四升。

麻黄升麻汤方

麻黄二两半，去节　升麻一两一分　当归一两一分　知母十八铢　黄芩十八铢　葳蕤十八铢，一作菖蒲　芍药六铢　天门冬六铢，去心　桂枝六铢，去皮　茯苓六铢　甘草六铢，炙　石膏六铢，碎，绵裹　白术六铢　干姜六铢

上十四味，以水一斗，先煮麻黄一两沸，去上沫，内诸药，煮取三升，去滓。分温三服。相去如炊三斗米顷，令尽，汗出愈。

干姜黄芩黄连人参汤方

干姜　黄芩　黄连　人参各三两

上四味，以水六升，煮取二升，去滓。分

温再服。

白头翁汤方

白头翁二两　黄柏三两　黄连三两　秦皮三两

上四味，以水七升，煮取二升，去滓。温服一升。不愈，更服一升。

四逆加人参汤方

甘草二两，炙　附子一枚，生，去皮，破八片　干姜一两半　人参一两

上四味，以水三升，煮取一升二合，去滓。分温再服。

理中丸方

人参　干姜　甘草炙　白术各三两

上四味，捣筛，蜜和为丸，如鸡子黄许大。以沸汤数合，和一丸，研碎，温服之，日三四，夜二服。腹中未热，益至三四丸，然不及汤。汤法：以四物依两数切，用水八升，煮取三升，去滓。温服一升，日三服。若脐上筑者，肾气动也，去术，加桂四两；吐多者，去术，加生姜三两；下多者，还用术；悸者，加茯苓二两；渴欲得水者，加术，足前成四两半；腹中痛者，加人参，足前成四两半；寒者，加干姜，足前成四两半；腹满者，去术，加附子一枚。服汤后，如食顷，饮热粥一升许，微自温，勿发揭衣被。

烧裈散方

妇人中裈近隐处，取烧作灰

上一味，水服方寸匕，日三服。小便即利，阴头微肿，此为愈矣。妇人病，取男子裈烧服。

枳实栀子汤方

枳实三枚，炙　栀子十四个，擘　豉一升，绵裹

上三味，以清浆水七升，空煮取四升，内枳实、栀子，煮取二升，下豉，更煮五六沸，去滓。温分再服，覆令微似汗。若有宿食者，内大黄，如博棋子五六枚，服之愈。

牡蛎泽泻散方

牡蛎熬　泽泻　蜀漆暖水洗，去腥　葶苈子熬　商陆根熬　海藻洗，去咸　瓜蒌根各等分

上七味，异捣，下筛为散，更于臼中治之。白饮和服方寸匕，日三服。小便利，止后服。

竹叶石膏汤方

竹叶二把　石膏一斤　半夏半升，洗　麦门冬一升，去心　人参二两　甘草二两，炙　粳米半升

上七味，以水一斗，煮取六升，去滓，内粳米，煮米熟，汤成去米。温服一升，日三服。

瓜蒌桂枝汤方

瓜蒌根二两　桂枝三两　芍药三两　甘草二

两　生姜三两　大枣十二枚

上六味，以水九升，煮取三升。分温三服，取微汗。汗不出，食顷，啜热粥发之。

麻黄加术汤方

麻黄三两，去节　桂枝二两，去皮　甘草一两，炙　杏仁七十个，去皮尖　白术四两

上五味，以水九升，先煮麻黄，减二升，去上沫，内诸药，煮取二升半，去滓。温服八合，覆取微似汗。

麻黄杏仁薏苡甘草汤方

麻黄半两，去节，汤泡　甘草一两，炙　薏苡仁半两　杏仁十个，去皮尖，炒

上剉麻豆大，每服四钱匕，水盏半，煮八分，去滓。温服。有微汗，避风。

防己黄芪汤方

防己一两　甘草半两，炒　白术七钱半　黄芪一两一分，去芦

上剉麻豆大，每抄五钱匕，生姜四片，大枣一枚，水盏半，煎八分，去滓。温服。良久再服。喘者，加麻黄半两；胃中不和者，加芍药三分；气上冲者，加桂枝三分；下有陈寒者，加细辛三分。服后当如虫行皮中，从腰下如冰，后坐被上，又以一被绕腰以下，温令微汗，差。